김지연·한창우·이철구·허 근·박 철 공저

마약의 끝은 죽음이다

차례

서문   004

제1장 우리나라 마약의 현황과 실태
1. 우리나라 마약중독의 현황   008
2. 마약중독자 범죄 비율   012
3. 마약 관련 사망률 현황   016

제2장 마약중독의 정의와 증상
1. 마약중독의 정의   020
2. 마약중독의 분류   021
3. 마약의 종류와 마약중독의 증상   023

제3장 마약중독의 원인들
1. 생물학적인 원인   042
2. 심리적인 원인   043
3. 사회적인 원인   044
4. 영적인 요인   045
5. 가족적인 요인   046

제4장 마약중독 진단 및 상담
1. 마약류 검사 및 마약중독 진단   048
2. 마약독자 상담   054

제5장 마약중독자 평가
1. 마약중독자의 욕구에 대한 사정   064
2. 장애물 사정   066
3. 자원사정 방법   069

4. 사정과 이슈들 071
5. 마약중독과 사정 072
6. 마약중독자 상담과정에서 고려해야 할 문제들 075

제6장 마약중독자에 대한 개입과 의뢰
1. 직접적 서비스 개입 기술 080
2. 마약중독자를 위한 개입 084
3. 마약중독자를 연계하기 088

제7장 마약중독에 대한 치료
1. 마약치료 093
2. 정신치료 094
3. 기타 사회적치료 094
4. 자조모임 095
5. 각종 마약중독에 대한 치료 096

제8장 마약중독에 대한 예방
1. 마약·예방프로그램의 종류 104
2. 또래를 위한 마약 예방프로그램 105
3. 부모와 가족을 위한 마약 예방프로그램 105
4. 학교에서 마약 예방프로그램 107
5. 직장에서 마약 예방프로그램 113
6. 지역사회에서 마약 예방프로그램 114

참고문헌 115

부 록 119

서 문

마약중독자들에게
참된 회복이 있기를 기원합니다

현재 우리사회는 중독들이 만연된 죽음의 문화가 지배하고 있다. 그래서 많은 사람들이 순간적인 쾌락과 즐거운에 알코올, 도박, 마약, 인터넷 게임등 다양한 중독에 빠져 자신의 신체, 정신, 영혼까지도 황폐화시키는 삶을 살고 있다. 무서운 현실은 우리나라 인구 8명 중 1명이 중독이 되어있다는 것이다.

우리나라 사람들이 각종 중독들에 심각하게 노출되어 있으므로 인해서 국민건강과 사회적 안전성에 심각한 위험이 되고 있다. 그러므로 알코올, 도박, 마약, 인터넷 게임등 각종 도박중독자의 치료와 회복에 더욱 더 관심을 가져야 한다. 중독문제에 대해 효과적이고 통합적인 대처할 수 있는 국가차원의 법제도 및 보건복지서비스 전달체계가 미흡한 실정이다. 무엇보다도 각종 중독자와 중독문제 해결을 위해 국가 차원의 섬세하고 지속적인 지원이 절실히 필요한 상황이다.

중독자의 신체적인 회복, 심리적인 회복, 영적인 회복을 위해서 통합적이고 전인적인 치료가 필요하다. 그래서 중독자들의 치료와 회복을 위한 연구들이 충분히 중요하며 지속되어야 하며 동시에 중독상담자들과 치료자들 간에 적극적인 교류와 협력이 절실하다.

❋ ❋ ❋

　제가 중독분야에서 지난 20여 년 동안 임상가로서 활동하고 동시에 학생들에게 중독학을 강의하면서 중독분야 상담자와 치료자, 그리고 학생들을 위한 교재가 너무 부족하다는 점이 매우 아쉬웠다. 그래서 이번에 명지병원 정신과의사 한창우 선생님과 전 경찰대학교 학장인 이철구 치안정감님, 중독의 아버지 허근 신부님, 탤랜트 방송인 배우인 박철님과 함께 '마약중독에 관한 책'을 발간하게 되었다.
　이 책이 중독학 연구하는 학생들, 중독자들과 가족들, 그리고 특히 마약중독 현장에서 활동하시는 상담자들과 치료자들에게 유용하게 사용되기를 바란다.
　이 책을 출판하는데 기쁜 마음으로 동참하신 출판사 기쁜소식 전갑수사장님과 직원 모두에게 진심으로 감사를 드린다.

2023년 5월
공동저자 대표 한국중독문화연구소 김 지 연

제1장

우리나라 마약의 현황과 실태

제 1 장

우리나라 마약의 현황과 실태

∷ ∷ ∷

1. 우리나라 마약중독의 현황

마약 청정국이라고 불리던 한국의 마약범죄 실태가 심상치 않다. 2016~2018년 8,000명대를 유지하던 국내 마약사범은 최근 3년 동안 1만 명대를 넘어섰다. 연령별로 10대20대에서 마약 종류별로는 향정신성의약품인 필로폰과 엑스터시가 크게 증가했다. 전국을 뒤흔들었던 '버닝썬'사건이 4년 지났지만 유흥가 중심으로 한 마약범죄는 끊이지 않고 있다(매일경제.2022.07.22.). 청소년들의 모델인 연예인들의 마약사범도 계속 일어나 사회적 물의를 일으키고 있다.

2006년 데뷔한 40대 유명 남자배우 A씨가 2022년 9월 마약 투약 혐의로 경찰에 긴급 체포됐다. 남자배우 A씨는 마약을 투약하고 집 밖으로 돌아다니다가 "A씨의 행동이 너무 이상하다"는 신고를 받고 출동한 경찰이 A씨를 검거했는데 영화와 드라마에 출연한 배우였다. 그리고 마약류 간이검사를 한 결과 양성반응이 나왔다. 체포 당시 그는 입가에 구토 자국이 있었고, 정신이 몽롱한 상태였다(시사매거진.2022.09.11.). 금년 4월에는 배우 Y씨가 대마, 프로포폴, 코카인, 케타민 등 마약류 4종을 투약한 혐의로 조사를 받았고(동아일보.2023.04.12.), 강남학원가에서는 학생들에게 마약이 든 음료를 마시게 한 일이 벌어졌다(한계레.2023.04.10.).

약물은 합법적인 약물과 불법적인 약물로 구분할 수 있다. 술, 담배, 카페인 등은 합법적인 약물이다. 그러나 중추신경 흥분제인 코카인, 암페타민제제, 중추신경 억제제로 아편, 모르핀, 헤로인, 코데인, 메사돈, 중추신경 흥분제나 억제제로 대마초(마리화나), 엑스터시 등은 불법적인 약물이다(Levinthal, 2002).

우리나라 마약류 관리법에 의하면, 불법적인 약물은 모든 마약류에 해당된다. 마약은 양귀비, 코카엽에서 추출되는 모든 알카로이드로서 신체적으로나 정신적으로 위해를 일으킬 수 있는 화학적 합성품들을 말한다. 향정신성 의약품을 오용하거나 남용함으로써 중추신경계에 작용하여 인체에 현저한 위해가 있다고 인정되는 경우이다(박상규 외, 2009).

검찰에 검거된 마약류사범 현황을 보면, 2018년 8,107명, 재범인원 4,620명에서 2022년에는 12,387명, 재범인원 6,178명으로 매년 증가했다(http://www. spo.go.kr). 경찰청 '2018~2022년 9월

국내 마약사범 검거현황' 최근 5년간 마약사범 재범인원은 계속 증가했다(http://www.police.co.kr).

〈최근 5년간 재범률 현황〉

구분		계	마약사범	향정사범	대마사범
18년	검거인원	8,107	1,359	5,810	938
	재범인원	4,620	449	3,668	503
	재범률(%)	56.99%	33.04%	63.13%	53.62%
19년	검거인원	10,411	1,603	7,261	1,547
	재범인원	5,678	535	4,406	737
	재범률(%)	54.54%	33.37%	60.68%	47.64%
20년	검거인원	12,209	2,027	8,238	1,944
	재범인원	6,124	652	4,642	830
	재범률(%)	50.16%	32.17%	56.35%	42.70%
21년	검거인원	10,626	1,440	7,142	2,044
	재범인원	5,357	540	3,909	908
	재범률(%)	50.41%	37.50%	54.73%	44.42%
22년	검거인원	12,387	2,101	8,202	2,084
	재범인원	6,178	667	4,463	1,048
	재범률(%)	49.87%	31.75%	54.41%	50.29%

경찰청의 보고에 따르면, 2022년 상반기 검거된 마약류 사범이 5,988명으로 2021년 같은 기간보다 17.2%가 증가하였다. 경찰청의 최근 5년간 마약류 사범 단속 현황을 살펴보면, 마약문제에서 가장 큰 문제는 마약사범들의 연령대가 점차 낮아지고 있으며 마약 초범 비율

이 증가추세이다. 10대 마약사범이 3년 사이 2.1배 증가하였고, 2022년 상반기에 처음으로 마약을 한 초범 검거율이 2022년에 비해 10% 증가한 것으로 나타났다(https://www.police.go.kr).

　해양경찰청의 해양 마약류 사범 특별단속에서 적발된 검거 현황을 살펴보면, 2018년 에는 90건이었으나 2022년에는 844건으로 5년간 14배가 증가하였다(http://www.kcg.go.kr). 특히 코로나19 팬데믹으로 여행 제한으로 인해 민간항공기 운항이 급감하였고, 국가 간 국경 통제가 강화되면서 마약류 유통 경로가 해양 쪽으로 대거 이동하였다.

　A씨 등은 2021년부터 2022년 10월까지 13차례 걸쳐 인천국제공항과 부산항을 통해 미국에서 국내로 필로폰 27.5kg과 MDMA(일명 엑스터시) 800정을 몰래 반입했다. 이들이 밀수입한 필로폰은 90만명이 동시에 투약할 수 있는 분량으로 시가 900억원 상당이다. 이는 지난해 미국에서 국내로 밀수입되었다가 적발된 전체 필로폰 38.5kg의 70%에 해당한다. A씨 등은 마약을 각설탕, 수족관용 돌, 시리얼 등과 혼합하거나 체스판 바닥과 가정용 실내 사이클 프레임 등에 은닉하여 밀수하려고 했다(중앙일보.2022.01.12.).

　대검찰청 자료에 따르면, 19세 이하 마약사범은 2019년 239명, 2020년 313명으로 30.9% 증가했고, 2021년 450명으로 전년 대비 43.7%나 증가했다. 2019년~2021년 기준 연평균 마약범죄 비율은 향정신성의약품 55.4%, 마약 23.8%, 대마 20.8%를 차지한다. 약물오남용으로 진료를 받은 10대 환자들이 2021년 1,678명이었다(아시아경제신문. 2022.10.10.). 다크웹에서 가상화폐로 마약을 거래하여 검거된 521명 중에서 96.3%가 20대 30대였다.

　최근 인터넷·SNS나 다양한 방법을 통해 마약을 쉽게 구매할 수 있어 마약범죄가 더욱 급증하고 있다. 또한 관광객으로 위장 입국한 불법 외국인들이 밀반입함으로써 우리나라에 거주하는 외국인들의 마약사범들도 계속 증가하고 있다(http://www.kcg.go.kr). 최근 일상생활에서 마약으로 인한 범죄 사건들이 끊이지 않고, 특히 의료용 마약이 온라인으로 사회에 깊이 퍼져 있다. 그래서 윤석열 정부는 2022년 10월 3일 '마약과의 전쟁'을 선포하면서 범정부차원 합동수사단 구성안을 발표했다. 국회에서도 "전방위적인 마약류 통합·관리 시스템 강화가 필요하다"고 했다(http://www.pharmnews.com).

2. 마약중독자 범죄 비율

　최근 인터넷을 통한 마약류 노출이 많아지면서 온라인에 익숙한 20대 마약사범의 비중이 증가하고 있다. 이러한 상황에서 마약류를 투약한 후에 살인, 강도, 강간, 강제 성추행, 방화, 절도 등 각종 범죄들이 발생하고 있다. 경찰청에 따르면, 최근 5년간 마약사범이 증가하고 마약 투약한 후에 강간이나 성추행 등 2차 범죄 발생이 높아지고 있다.

　2019년~2021년 10대와 20대 마약류 범죄 현황을 보면, 우울증, 다이어트, ADHD 등 이유로 병원에서 처방이 가능한 향정신성 의약품이 구매가 쉽다. 특히 디에타민, 펜타닐 패치 등을 쉽게 구매·거래하므로 마약사범이 되는 매년 청소년들이 증가하였다. 마약류별에서 향정신성 의약품 사범이 절반 이상이다.

⟨19세 이하 마약사범 현황, 자료:대검찰청⟩

연 마약류	2019 인원	2019 비율	2020 인원	2020 비율	2021 인원	2021 비율	계 인원	계 비율
합계	239	100	313	100	450	100	1002	100
마약	3	1.3	39	12.5	196	43.6	238	23.8
향정	167	69.8	196	62.6	192	42.6	555	55.4
대마	69	28.9	78	24.9	62	13.8	209	20.8

  인간의 뇌는 25세 무렵에 완성되기에 어린 시절에 빨리 약물을 시작할수록 뇌 손상은 광범위해지고 심각해진다. 마약을 남용하는 것은 뇌 회로를 빨리 돌려서 태우는 것과 다름없다(www.m.khan.co.kr).
  마약을 하면 성관계를 통한 오르가즘의 13배에서 많게는 100배를 최장 72시간에 걸쳐 엔도르핀과 도파민을 뇌에서 쏟아지게 한다. 마약은 엔도르핀과 도파민의 공장을 미친 듯이 가동시키고, 과열된 공장들은 점점 무너지게 되어 기쁨을 느낄 수 없는 상태가 된다. LSD의 경우 뇌 안에 있는 고속도로 같은 회로들을 망가트리고, 필로폰·펜타닐 등의 약물은 뇌세포를 손상시킨다. 필로폰을 한번 하는 것은 220V짜리 노트북에 1만V 전류가 지나가는 것과 같기에 회로를 다 찢어버린다. 마약중독자들은 이전 지능에 비해 지능지수(IQ)가 거의 20~30 정도 떨어지고, 심할 경우 정신지체 수준에 이른다. 문제는 통제기능을 하는 전두엽이 망가져 마약을 더 하게 되고, 알코올·도박보다도 뇌가 더 빨리 망가진다. 마약의 금단증상도 심각하고, 펜타닐 계통의 마약환자는 뼈마디가 다 끊어질 듯한 지옥의 고통을 호소한다. 그리고 마약

류를 투약 후 간음 또는 강제성추행 등 2차 범죄들도 증가세를 보이고 있다. 2018년 221건에서 2021년 230건으로 증가했으며, 같은 기간 마약류를 사용한 살인 9건, 살인미수 7건, 강도 29건, 강간 81건, 강제성추행 42건, 방화 15건, 절도 181건으로 나타났다(http://www.spo.go.kr).

중국국적의 A씨는 2022년 5월 11일 자신이 직접 만든 필로폰 흡입 후 돈 뺏으러 나가 강도살인. 폭행. 마약 위반을 한 '묻지마 살인' 40대 남성 A씨를 검거했다(www.police-today.co.kr). 검찰에 따르면 중국국적 40대 남성A씨는 서울 구로구에서 직접 만든 필로폰 흡입 도구로 마약을 흡입하고 현금을 빼앗기로 마음먹었다. 구로구공원 일대를 배회하던 A씨는 거리에서 피해자를 발견하자 말을 걸고 폭행해 바닥에 넘어뜨렸다. 주먹으로 얼굴을 가격당한 피해자가 정신을 잃자 주머니에서 현금 47만 6,000원을 갈취했다. 이후 피해자가 경찰에 신고할 것이 두려워 A씨는 피해자를 살해하기로 하고, 노상에서 주먹과 발로 수차례 폭행하고, 근처에 있던 연석으로 60대 남성의 머리와 안면부를 수차례 내리쳐 그 자리에서 사망하게 했다.

2021년 7월 춘천에서 J(53세)씨가 승합차를 몰다가 건널목을 건너던 A(27세)씨를 치어 숨지게 했다. 경찰은 마약전과가 있던 J씨가 조사 당시 횡설수설하며 졸았고, 충혈된 눈과 어눌한 말투였다. 국립과학수사연구원에 소변검사를 의뢰한 결과, 양성으로 나왔고 J씨는 6일 전에 마약을 했다고 자백했다. 당시 출동했던 경찰관들에게 J씨가 바닥에 앉아 "어휴 재수 없어. 재수 없어"라며 큰소리를 쳤다(yna.co.kr).

⟨2018~2021년 마약류 투약 후 2차 범죄 현황, 자료:경찰청⟩

구분	18년				19년				20년				21년			
	소계	마약	향정	대마	소계	마약	향정	대마	소계	마약	향정	대마	소계	마약	향정	대마
계	221	53	135	33	236	47	146	43	182	43	115	24	230	30	166	34
살인	1	1			4		4		3	2	1		1		1	
살인미수	2		1	1	1		1		2	1	1		2	1	1	
강도	7		7		7	1	4	2	8	2	6		7	1	5	1
강간	23	3	18	2	20	1	16	3	24	4	19	1	14	2	12	
강제추행	8	2	5	1	8		6	1	9		9		17	1	10	6
방화	2	1	1		6		6		3	3			4	2		2
절도	42	12	25	5	57	10	39	8	37	8	24	5	45	6	33	6
상해	15	4	10	1	19	4	10	5	5		2	3	13	2	7	4
폭행	25	7	10	8	22	2	10	10	26	6	10	10	14	3	9	2
체포감금					2		2		1		1		3		2	1
협박	10		10		5	2	2	1	6	2	3	1	15	1	14	
폭력	9	1	2	6	19	2	13	4	2		2		7	2	4	1
공갈	7	3	4		2	1	1		4	1	3		0			
손괴	14	3	8	3	16	5	9	2	7	3	3	1	21	3	16	2
교통범죄	56	16	34	6	48	18	23	7	45	8	34	3	67	6	52	9

    기소 유예프로그램에 참여한 여성 136명 중 타의로 마약을 시작한 경우가 17명(12,5%)이고, 이 중 피로회복제·숙취해소제라며 마약류를 권유한 경우가 9명(6.6%), 술·커피 등에 몰래 마약류를 넣은 경우 8건(5.9%)로 나타났다.

마약류 성범죄 피해자는 평생 고통을 겪기에 마약류를 사용한 가해자를 더 중하게 처벌해야 한다. 작년 11월 8일에 이재정 국회의원이 '성폭력범죄의 처벌 등에 관한 특례법 일부개정법률안'을 발의하면서 "이미 심신상실 또는 항거불능 상태에 빠진 사람을 간음하거나 성추행하는 것과 강간 또는 성추행을 하기 위해 마약류를 사용하는 것은 분명히 그 죄질이 다르기에 특수 강간에 준하는 형량을 적용해야 한다"고 명시했다(sdi94@policynews24.com).

3. 마약 관련 사망률 현황

2022년 7월 5일 서울 강남의 한 유흥업소에서 남성 손님과 여성 종업원이 마약류 중독으로 사망한 사건이 일어났다. A씨는 강남 유흥주점에서 필로폰(메스암페타민)을 투약하고 숨진 20대 손님 B에게 생전에 마약을 판매했다. 이날 30대 여성 종업원이 마약이 들어간 술을 마시고 죽는 사건이 발생했다. 당시 함께 술을 마신 20대 손님 B씨는 여성 종업원이 죽기 2시간 전 주점 인근 공원에서 의식을 잃은 채 발견돼 병원으로 옮겨졌으나 끝내 숨졌다(매일안선신문.2022.08.05).

우리나라 통계청 사회통계국 인구동향과 보도자료에 따르면(kostat.go.kr), 2021년 마약과 관련된 사망률 통계는 없다.

미국 시민단체 펜타닐에 반대하는 가족의 자료와 미국 질병통제예방센터(CDC)에 의하면, 2021년 마약류 과량복용으로 107,622명이 사망했고, 사망자 중 약 66%인 71,000명이 펜타닐(합성마약) 복용으로 사망한 것으로 밝혀졌다. 2011년 1,600명에서 2021년 71,000명으로 급격하게 증가하였다. 미국에서 마약으로 인한 18~45세의 사망 원인 중 1위가 펜타닐 과다복용으로 사망하였고, 7분에 1명이 펜타닐 복용으로 사망하고 있다.

제2장

마약중독의 정의와 증상

제 2 장

마약중독의 정의와 증상

∷ ∷ ∷

1. 마약중독의 정의

　　마약중독은 마약 물질의 부정적이고 위해한 결과를 알면서도 마약 물질을 강박적으로 갈망하고, 지속적으로 사용하도록 만드는 뇌의 구조와 기능이 변화되는 만성적인 뇌 질환이다. 대부분 마약중독자들은 처음에는 자발적으로 마약 물질을 사용하지만, 시간이 지남에 따라 자제력과 판단력을 상실하고 동시에 마약 물질을 사용하지 않을 수 없는 강력한 충동을 느끼게 된다.

　　중독은 신체조직(기관)의 정상적이고 건강한 기능을 방해하고 매우 위험한 결과를 초래한다. 모든 중독은 예방과 치료가 가능하지만 중독을 치료하지 않고 방치하면, 평생 동안 지속되는 만성적인 질병이고, 치명적인 질병이다.

흥분제인 코카인, 암페타민, 아편제인 모르핀, 코데인, 헤로인, 환각제인 엘에스디, 마리화나, 항불안제, 진정제, 수면제, 흡입제 등과 같은 물질들은 모두 직접적으로 뇌의 보상시스템을 활성화시키고 쾌락감을 생성한다. 마약 물질을 한번 사용하면 뇌의 활성화가 너무 강하기 때문에 계속해서 마약 물질을 갈망하게 된다. 그래서 마약 물질을 지속적으로 사용하면 마약에 대한 조절력을 상실하고, 점차 횟수와 사용량이 증가하게 되어 내성이 생기고, 마약을 잠시 중단하면 금단현상으로 중독자는 또다시 마약을 사용하게 되어 마약중독자가 된다(박상규 외, 2009). 한번 마약중독자가 되면 단약하는 것이 매우 어렵다.

2. 마약중독의 분류

의사, 약리학자, 화학자, 법률가, 심리학자, 그리고 모든 사용자는 각자 자신들의 목적에 가장 적합한 약물 분류표를 가지고 있다. 암페타민 같은 약물은 일정기간 동안 음식물 섭취를 줄이므로 의사들은 체중조절 보조제로 분류하고, 약리학자들은 이 약물은 에틸 그룹에 페닐 고리가 있으며 아민이 부착되어 있기 때문에 페닐에틸아민으로 분류한다. 화학자들은 암페타민을 2-아미노 1-페닐프로판으로 분류하고, 법률가들은 마약류 관리에 관한 법률에 의거해서 통제물질로 분류하고, 심리학자들은 단순히 흥분제로 분류하고 있다. 일반인들은 이 약물을 다이어트 알약 또는 각성제로 사용하고 있다.

심리적 효과를 가장 먼저 고려하여 약물이 사용자에게 미치는 효력에 의해 마약을 체계화하였다(주왕기·주진형 역, 2003). 흥분제는 코카인, 암페타민, 카페인, 억제제는 알코올, 니코틴, 바르비투르계 약, 기타 진정제, 수면제, 흡입제, 아편제는 모르핀, 코데인, 헤로인, 메타돈, 환각제는 메스칼린, 엘에스디, 마리화나, 피시피, 정신병 치료제는 프로작, 할돌이 있다. 이제 각 마약 분류에 따른 약물들의 특성을 살펴본다.

흥분제를 적당량 사용하면 불면 상태, 힘이 넘치고, 기분이 좋은 상태가 된다. 그러나 코카인이나 암페타민과 같은 강력한 흥분제는 고용량이 투여되면, 편집증과 환각을 동반한 조병 상태를 유발할 수 있다.

억제제를 소량 투여했을 때 뇌의 억제기능부를 억제하며 탈억제 또는 이완을 가져온다. 그래서 말이 많아지고 무분별한 상태를 만들 수 있다. 투여량이 늘면 다른 신경 기능이 억제되고 반응시간이 느려지며 행동이 통제되지 않고 의식을 잃게 된다.

아편제는 진통제로 이완이나 꿈꾸는 듯한 상태를 유발하고, 다소 많은 양을 투여하면 수면이 오는 경우가 자주 있다. 아편제를 투여하면 알코올이나 다른 억제제에 의해 유발되는 무분별한 방종, 비틀거림, 어눌한 말투는 나타나지 않지만 의식이 혼탁해진다. 어떤 마약이든 습관적으로 사용하면 금단증상이 나타나고, 설사, 손이나 발의 경련, 오한 등을 유발하며 땀을 많이 흘리게 된다.

환각제를 사용할 경우 인식의 변화를 가져와 시각에 이상(환시)을 초래하여 매우 자주 자신의 몸에 변화(왜곡된 인식)가 있는 것처럼 느끼게 한다.

정신병 치료제는 정신 장애를 치료하기 위해 정신과 의사나 다른 의사들이 처방한 여러 가지 약물들이 포함된다. 항정신병약들 또는 정신병 치료제 약들은 정신병 환자를 진정시키며, 시간이 경과하면 환각과 비논리적인 생각을 조절하도록 도와준다. 일부 환자들의 경우 프로작을 투여하면 심각한 우울 상태로부터 더 빨리 회복될 수 있다. 리튬염은 조병(manic)의 증상 발현을 억제하고 조울(들뜸 우울증) 상태에서 기분의 급격한 변화를 예방한다. 니코틴을 소량의 억제제로 사용했을 때 이완 작용을 하는 것으로 보이고, 마리화나를 고용량 사용했을 때 인식의 변화를 가져오기 때문에 환각제로 분류한다.

3. 마약의 종류와 마약중독의 증상

1) 바비튜레이트제(Barbiturates)와 중추신경 진정제(CNS Depressants)

바비튜레이트제는 독일사람 과학자에 의해서 반세기 전에 발견되었고, 불안장애 치료를 위해 사용되었다.

바르비투르산염은 약물 작용의 지속 기간에 따라 4가지로 구분된다. 첫째, 최단시간의 작용(Ultra Short Acting-Effects)으로 효능은 1시간 동안 지속된다. 둘째, 단시간의 작용(Short Acting-Effects)으로 효능은 3시간 정도 지속된다. 셋째, 즉시적인 작용(Immediate Acting-Effects)으로 효능은 3시간부터 6시간까지 지속된다. 넷째, 장시간의 작용(Long Acting-Effects)으로 효능은 6시간 이상 오래 지속된다.

알코올과 같은 바비튜레이트제는 위와 장으로 흡수되고, 알코올보다 더 오랫동안 효능을 가지고 있다. 바비튜레이트제는 전체 몸의 조직을 통하여 분포되며, 복용량에 따라 빠르게 두뇌에 전달되어 진정제 또는 최면제로써 작용한다. 오늘날 주요한 사용은 간질에 어느 정도 조절을 해주고, 수면, 안정을 취하게 만든다. 바비튜레이트제의 금단증상은 위험하므로 의료기관에서만 처방되어야 한다.

바비튜레이트제의 약리효과를 보면, 적은 사용량은 불안을 줄이고, 도취감에 빠지게 만든다. 신체적인 감각은 알코올의 효능과 비슷하고, 바비튜레이트제는 신체의 의존과 내성 모두를 일으키는 원인이 될 수 있다. 바비튜레이트제를 사용했을 때 숙취는 알코올 숙취와 비슷하다. 약의 반감기는 최초 복용량의 절반(50%)을 물질대사 시키는데 사람의 체내에서 시간이 필요하다.

표준 복용량 초과 시에는 반사행동의 진행성 감소, 약화된 호흡기능, 신체적 의존성, 금단증상이 있다. 미국에서는 약물의 과다복용으로 매년 3000명 이상 이 사망하고 있다. 하루 500mg의 남용 또는 다른 약물을 같이 복용했을 때는 금단증상이 일어난다. 알코올과 같이 사용하는 것은 매우 위험하고, 간에 치명적이다. Benzodiazepine이나 바비튜레이트제 유형의 약물은 타불안과 수면 목적에 도움을 준다.

바비튜레이트제가 아래 약물과 마찬가지로 치료하는데 사용하였다. 퀘일루드(Quaalude)- Sopor(깊은 잠)- 메타콸른(Methaqualone, 수면진통제)의 상표명이다. 다른 것들은 도리덴(Doriden), 플레시드(Placid), 노르달(Noluder) 등이 있고, 메타콸른(Methaqualone)의 복용은 위험하고, 알코올과 같이 사용하면 죽음을 초래할 수 있다. 효과는 행복한 감정, 건강, 행동의 변화들이다. 보통 1

회 복용량은 150~300mg이다.

2) 벤조디아제핀(The BENZODIAZEPINES)

1960년에 Benzodiazepines이라고 불린 새로운 약물이 시판되었다. 그 이후 이 약물은 불안장애와 안정치료를 위해 사용되었다. 이런 유형의 약물들은 중독성이 강하기 때문에 4개월 이상 또는 더 오래 복용하면 금단증상이 경험한다..

자낙스(Xanax)는 1988년 미국에서 이 부류에 속한 약들 중에 3번째로 처방된 약이었다. 매년 1%의 미국인들이 비의학적인 목적으로 벤조디아제핀을 복용하는 것으로 알려져 있다.

벤조디아제핀은 흔히 처방되는 의학적인 약물이다. 발륨(Valium)은 근육이완 또는 불안장애에 복용하고, 클로니핀(Clonipin)은 간질치료에 사용되고, 단기간의 수면제로는 레스토릴(Restoril), 할시온(Halcion), 달메인(Dalmane)를 하고, 리브리엄(Librium), 트랭신(Tranxene), 자낙스(Xanax)와 아티반(Ativan) 또한 불안장애 조절에 널리 복용된다.

항불안 조절을 위한 효과는 2주에서 3주 동안 지속된다. 장기간 복용하는 사람들은 노인, 정신장애 치료를 받는 사람, 건강이 악화된 사람들이다. 벤조디아제핀은 뇌에서 오직 단 하나의 신경전달물질의 작용에 영향을 주고 있다. (G.A.B.A,; Gamma- Amnio-butyric Acid). 미국인 2백만 명 이상이 벤조디아제핀에 중독되어 자주 과잉처방을 받고 있으며, 그 중 대부분은 여성이다.

벤조디아제핀 복용으로 인한 합병증은 과도의 진정작용으로 피로, 졸음, 두통, 몽롱함, 정신병, 둔한 행동이 나타나고, 정상의 복용량 수준에서도 흥분, 적개심, 공격성이 나타난다. 알코올과 같이 사용했을 때는 이 약물들은 격한 반응을 초래할 수 있다. 이 결합은 인간의 사회 적응력을 저하시키고, 공격성과 분노를 진정시킨다. 기억력 문제를 가져오고, 호흡의 기능 저하, 우울증을 초래하고, 취침 사이클(R.E.M)에도 부정적인 영향을 준다.

장기적인 사용으로 인한 결과로는 불안, 근육쇠약전동, 구역질, 혼돈, 현기증, 경련, 구토, 약물로 인한 정신병 등이 나타나고, 금단증상으로는 고열, 섬망, 경련, 환청, 편집적인 망상, 약물 독성에 의한 정신병 등이 나타난다.

그리고 부스피론(Buspirone)이라고 불리는 약물은 불안장애 치료에 사용되고 있으며 벤조디아제핀계의 약물로 많이 알려져 있다.

3) 진정(억제)제(Depressants)

약물명은 Idiot Pills, Stumbles, Pink Adies, Gorilla Pills, Nemmies, Phennies, Barbiturates, Sedatives, Tranquilizers, Downers, Tranks, Ludes, Red, Green Dragons, Valium, Yellow Jackets, Alcohol, Blues, Toonies, Reds, Gangster Pills, Nebbie 등으로 불린다.

이 계통의 약물들을 복용하면 육체적인 증상으로 호흡과 심장박동 저하, 중독, 졸음, 우둔한 움직임, 장기간의 수면, 느린 말투가 있게 된다. 특히 약물을 알코올과 함께 복용하였을 경우 약물을 과량복용 가능성, 근육경직이 일어나고 중독이 될 가능성이 높다. 이 약물을 과

다하게 복용하는 사람은 과량복용 또는 금단증상을 조사하고, 병원에서의 해독치료가 필요하다.

4) 코카인

코카인은 C.N.S. 흥분제로 코카 식물에서 얻어진다(페루, 볼리비아, 자바). 원주민들은 코카잎을 씹으면서 피로, 배고픔을 잊는 동시에 이 습관에 몇 천 년 동안 젖어왔다. 코카의 특효 있는 작용이 알려진 것은 1857년이었고, 프로이드(Sigmund Freud)는 코카인을 우울증 치료에 사용하였다. 1800년대 말부터 1900년대에 코카인은 의약품에 사용되었고, 특히 코카콜라에 사용되었다. 1906년 약물과 자연식품법은 코카인의 사용을 금지시켰다.

코카인의 다른 이름으로 Coke, Rock, Crack, Base가 있다. 신체적인 증상으로 경계성, 수다, 고혈압과 심박도수, 불안, 흥분, 우울증 등이 있다. 코카인을 한 흔적으로는 유리병, 유리파이프, 메탈, 파이프, 하얀 수정제가루, 면도칼, 거울, 주사기, 주사 자국 등이 있다.

흡연용 코카인은 청소년층, 그리고 사용하는 모든 사람들에게 위험한 약물이다. 그런데 1970년대에 코카인은 사회적으로 인기가 많고, 매력적인 약물이 도기 시작하였다. 의학적으로는 국부마취제 또는 진통제로 사용된다.

통계를 보면, 미국에서는 하루에 400만 명이 사용하고 있고, 2,200만 명이 경험 한 적이 있고, 매일 약 5,000 명이 코카인에 취해있다. 1985년에 미국인들은 72톤의 코카인을 소비하였고, 매년 6,000억 달러에서 7,000억 달러가 코카인에 사용되고 있다.

코카인이 사용 방법은 코로 흡입하면 빠른 흡입력으로 3분에서 5분내에 혈관 속으로 접근하며 흡수된다. 정맥주사를 하면 물과 혼합되어, 뇌 속으로 빠르게 흡입되어 15초에서 20초면 뇌에 전달된다. 혀 밑에 약물을 놓으면 빠르게 혈관에 전달된다. 코카인의 순화 또는 코카인을 피우면 7초만에 흡입 전달된다. Crack/Rock을 흡연하면 몇 초만에 공급된다. 사람들은 황홀감을 얻기 위해 Crack을 사용하지만 효능이 짧기 때문에 더 많은 Crack을 복용한다. 많은 Crack/Rock을 복용하면 우울증을 경험하게 된다.

효과는 자극적인 감정, 쾌감, 황홀감, 강렬한 행복감 등이 몇 분 또는 한 시간 동안 지속된다. 내성은 몇 시간 또는 몇 일 내에 발생할 수 있고, 그 기간 동안 같은 효과를 증진시키기 위해 더 많은 양을 필요로 한다. 바로 이 시점에서 중독이 된다. 어떤 사람들은 약물의 내성이 발병되어서 또다시 복용함으로써 죽을 수도 있다.

심리적인 영향으로는 대뇌의 피질은 뇌간만이 아니라 영향을 받는다. 뇌에 메시지를 전달하는 신경세포들이 영향을 받고, 부신호르몬, 도파민, 세로토닌의 방출을 방해하고, 이로 인해 신경전달물질들이 뇌의 정상적인 기능에 부정적인 영향을 미친다. 코카인은 복용 한 시간에 상상이나 생각 따위를 떠오르게 하면서 강화하고, 황홀감의 상태를 지속하게 한다.

합병증으로는 어떤 사람들은 코카인을 간의 효소가 해독할 수가 없다. 발작, 중풍, 뇌졸중으로 인해 죽음을 초래 할 수 있고, 심장의 부적절한 박동으로 인해 심장 마비가 올 수도 있다. 후두염, 인후염, 쉰 목소리, 코의 연골 조직이 파손되고, 간염, 에이즈, 혈액 감염, 피부병, 다른 마약 사용으로 반대 작용, 공황 장애, 편집증, 분노, 발작, 우울증, 간 손상, 폐 손상, 환시, 약물 태아 증후군이 오고, 만성적인 중독이 된다.

5) 암페타민(Amphetamines)

리타닌(Ritalin)과 같은 암페타민 종류의 약들은 중추신경계 자극제이다. 다른 이름으로 흥분제, 스피드, Uppers, Crank, Bam, Black, Beauties, Crystal, Dexies, Caffeine, Nicotine 등으로 불린다.

1887년 암페타민은 처음 발견되었지만 1927년에 이런 약물들이 의학적으로 유용하다고 발견하였다. 1927년에 Benzedrine는 천식치료에 쓰기 시작하였지만, 중독자들은 황홀감을 얻기 위해 주사로 복용하고, 캡슐로 사용했다.

제 2차 세계대전 동안에 암페타민은 전투의 지구력을 증진시키기 위해 암페타민을 군인들에게 지원하여 복용하게 되었다. 그리고 전쟁 후에는 우울증치료와 체중감소를 위해 사용되었다. 암페타민은 매우 유명한 의약품으로 발전되어졌다. 약물의 복용은 근본적으로 사용자의 삶을 지배하게 되었고, 과량복용은 극심한 흥분을 일으키고, 중단하면 우울증이 나타난다. 암페타민은 상요자에게 매우 위험하며 코카인보다도 심리적으로 훨씬 파괴적이다.

의학적으로 신체의 평활근육의 활동을 증진시키고, 운동수행을 향상시킨다. 그러나 과도한 복용은 운동수행에 감소의 원인이 될 수 있다. 체중을 감소시키는 약품으로 미미하게 효과가 있고, 매우 활동적인 아이들의 조절에 유용하고, 기면발작 치료에 도움이 된다.

약리학적인 면을 보면, 몸의 근육과 중추신경계에 영향을 준다. 호흡을 조절하는 골수가 영향을 받아 호흡이 느려진다. 피질은 더 많은 집중력과 피로감을 감소에 영향을 받는다. 암페타민을 입으로 복용했을 때 위장계로부터 흡수되고, 그 효과는 복용 후 30분쯤 나타난다. 암페타민은 간에 의해 물질대사가 되고, 적어도 50%은 신장에서 배설되고. 약물의 반감기는 10시~30시간이다.

남용 방법으로 가루약을 코로 흡입하고, 손수 만든 조각은 입을 통하여 복용한다. 애칭은 "십자가형(Criss-Cross)"이라고 한다. 정맥주사로 복용하기도 하고, 장기간의 사용자들은 날마다 1,700mg까지 주사를 하고, Speed(각성제) 유행은 사용자들 가운데 공통적이다.

복용의 경험을 보면, 암페타민의 효능은 장시간 지속된다. 입으로 복용하면 매우 효과적이며 얼마 안 되는 양으로 마취제 효과가 있다. 제조하기가 쉽고, 값이 저렴하고, 운송하기 편리하므로 재정적인 이익이 매우 높다. 비밀스럽게 암페타민 제조시설들이 퍼져있다.

암페타민 복용의 효과는 사용자의 정신적인 상태, 복용량 수준, 상호 잠재력, 복용자의 방법에 따라 다르다. 매일 복용량은 15~30mg 사이이다. 낮은 레벨의 복용자들은 과민성, 기분상승, 행복감, 적은 정신적 피로감, 집중력 향상, 도취감을 경험한다. 어떤 사람들은 불안, 불면증, 적개심을 경험한다. 대부분의 상용자들은 암페타민양을 조절하고, 과음이나 Benzodiazepines 복용을 시도하기도 한다.

암페타민을 많이 복용하는 사용자들은 혼란스러운 행동, 성급함, 환각, 환상, 두려움, 의심, 정신병 등이 유발한다. 암페타민을 장기간 복용하면, 정신병을 유발, 비타민 부족 및 영양실조, 혼돈, 공격적인 행동, 과민성, 허약성, 불면증, 불안, 정신 착란, 망상, 편집증, 환각과 환촉, 공황 상태, 자살과 살인 충동,구토, 식욕부진, 심장부정맥, 후두염 통증, 설사, 피로감, 우울증, 복용자의 뇌파방식의 변화 등을 경험한다.

암페타민을 복용하는 환자인지를 발견하기 위해서는 "알약, 캡슐, 잠이 없다,식욕 저하, 흥분, 체중 감량, 걱정, 지나치게 활동적이다"라는 점들을 살펴볼 필요가 있다.

6) 마리화나(Marijuana)

마리화나는 Cannabis Sativa의 꽃, 잎, 뿌리에서 추출하며, 하시스(Hashish)는 이 식물의 원료에서 추출한 것이다. 19세기 후반 마리화나는 마취제, 최면제, 경련 억제로 사용되었다. 현재 정신질환 치료제로 세계에서 4번째로 가장 많이 쓰이고 있다.

미국에서는 약 600만 명의 18세부터 25세까지의 사람들이 마리화나를 피웠고, 1,600만명은 가끔 사용하고, 4,000만~4,500만 명이 평생 한 번 피웠다.

투약 방법은 스모킹, 또는 입으로 한다. 투약 결과로 첫 번째 단계는 불안시기, 안정감, 행복감, 이완을 가져온다. 마리화나 중독은 기분 변화, 시간적 관념을 잃어버리게 만든다. 두 번째 단계는 졸음이 오고, 의식이 혼란스럽고, 공황 상태가 오고, 정신적인 증상이 나타날 수도 있다.

약리학적인 면에서 보면, THC는 처음에 간에 의해 해독되며, 약 65%는 배설물로, 소변으로 배출된다. THC의 내성은 급격히 발달하고, 약물의 다량은 효과를 성취하기 필요하고, THC의 다량은 신체의 지방비축으로 저장된다. 따라서 THC는 상용자가 복용을 중단한 후에 몸에서 천천히 방출하게 된다. 심한 만성 상용자는 복용 후에 몇주 동안 양성 반응이 나타날 수 있고, 보통 상용자는 단 며칠 동안 양성 반응이 검출될 수 있다.

마리화나 사용으로 신체의 기관과 뇌파괴, 폐기능악화, 신체면역시스템파괴, 혈액의 일산화탄소 증가, 폐세포 악화, 폐암, 폐질환, 기관지염, 남자의 정자감소, 부적절한 월경기간, 배란 실패, 태아손상, 환각을 경험하고, 상습적인 사용은 노화, 유사한 두뇌 손해, 기억과 감각기관 정보에 분열, 단기간기억, 주의력감소, 근육운동 기능과 반응시간 감소가 있다. 대마는 심장박동수에 심각한 증가를 야기할 수 있다.

복용에서 의욕상실 증후군으로 욕망 및 야망 감소, 단기집중력, 정신산만, 계획성이 부재할 수 있다. 임신에서 태아성장 발달지체, 몸무게 감소, 분만의 고통, 저능의 신생아, 사생아, 태아문제들이 일어난다. 마리화나 장기간 다량의 복용으로 내성이 생기고, 마리화나를 중단하면 허탈감, 발한, 구토, 감각이 둔해짐, 수면장애 등 금단증상이 나타난다. 그러나 마리화나를 녹내장 치료, 암치료, 천식치료에 도움이 되도록 사용하고 있다.

7) 마약성의 진통제(Narcotic Analgesics)

마약성의 진통제는 기원전 4,000년 전부터 사용하여 왔다. 진통제는 전신 마취하지 않고 고통의 경감을 초래할 수 있는 약이다. 여기에는 국부마취(local anesthesia)와 전신마취(global anesthesia) 두 가지 약품들이 있다. 그리고 진통제는 마취제(아편)와 비마취제(아스피린) 약물로 분류하고, 진통제(아편)는 작용이 모르핀과 유사한 약물이다. 1809년에 모르핀은 아편에서 순수한 알칼로이드(식물염기-질소를 함유하는 염기성 유기화합물)로서 소개되었다.

1857년에는 피하주사 바늘이 발명되었고, 모르핀중독자의 몸속에 약물을 주사하는 것은 가능해졌다. 1900년에는 미국의 총인구의 1%가 마취제에 중독되었다. 1906년에는 약품 내용에 대한 설명을 하도록 약물법령을 제정했다. 1914년의 Harrison Narcotics 법은 의사 처방 없이 약물 사용을 금지했다.

의학적으로 아편제는 고통조절, 기침억제제, 설사를 조절하는 데 복용하고, 헤로인이 신체에 주입되면 그것이 모르핀으로 변화되는 것으로 알려져 있다. 아편은 신체 안에서 자연 그대로의 통증완화로서 엔도르핀(endorphine), 엔케팔린(enkephalins)과 다이놀핀(dynorphins)를 모방한다. 이것들은 고통에 대한 의식을 줄이는데 이용한다. 아편은 불안지수, 졸음증진, 고통이 있음에도 잠을 자게 하고, 기침반사를 감소시킨다.

정상적인 복용량 수준에서 마약성의 진통제는 고통에 대한 사람의 인식에 변화를 줄 수 있고, 공포, 불안, 긴장완화, 빛에 대한 동공의 반응을 변경한다. 그리고 엔도르핀을 감소시키기 때문에 중독자들은 고통스런 금단증상을 피하기 위해 마약성의 진통제를 복용하게 된다. 마약성의 진통제로 인한 합병증은 오심, 구토, 위의 염산 분비를 감소, 흡연하면 폐를 통해 흡수되고, 간은 약물이 뇌에 퍼지기 전에 위장기관을 통하여 흡수되는 아편제의 적어도 50%를 물질대사를 할 것이다.

마약성의 진통제를 피하주사, 정맥주사, 흡연을 통해 남용하게 된다. 주사기를 다른 사람과 같이 사용하였을 경우 오염될 수 있다(HIV, AIDS). 아편은 중독성이 강해 아편을 자주 또는 오랫동안 사용함으로써 아편중독이 된다. 여성이 아편을 복용하는 중에 임신하면 태반과 태아에 나쁜 영향을 줄 수 있다.

문제점으로 미국에는 현재 500,000만 명의 헤로인중독자가 있고, 약 백만 명의 여성들이 헤로인을 사용하고 있고, 중독자들이 6톤 가까운 헤로인을 소비하고 있다.

아편 사용을 중단하면 8시간에서 12시간 후에 눈물, 콧물, 하품, 발한, 수면장애, 식욕감퇴, 우유부단, 남성의 체액, 변비와 같은 금단증상이 나타난다. 아편 중독자들은 약 19%의 사망률을 보이고, 연간 아편 중독자들의 사망률은 1000명당 10명으로 주요한 사망 원인은 자살, 살인, 질병, 사고 등이다. 주사바늘을 함께 사용했을 경우에는 종기, 파상풍, 말라리아, 바이러스 감염, 심장내막염, 에이즈에 걸릴 수 있다. 아편의 과다복용은 호흡기능 저하로 사망을 초래한다. 나르칸(Narcan)과 날록손(Naloxone) 약물은 상용자의 약물로 사용된다. 아편 과다복용은 생명에 위험하므로 즉각적인 응급처치가 요구된다.

8) 합성약(Designer Drugs)

합성마취약은 진통제역할을 하는 약물로 펜타닐(Fentanyl)이라고 부른다. 펜타닐은 헤로인보다 1,000배 이상 그리고 모르핀보다 3,000배 이상 강하며 주사로 사용한다. 비의학적인 목적으로 펜타닐을 사용했을 때 과다복용, 변비, 호흡기능저하, 급성사망이 있고, 의학적인 사용에서도 시력저하, 행복감, 메스꺼움, 구토, 현기증, 정신착란, 저혈압, 심장정지 등 가능성이 있다. 90%의 아편중독자들은 6개월 치료 후 다른 마약중독에 빠지기도 한다.

9) 마취제(Narcotics)

마취제로는 heroin, junk, dope, black tar, china white, demeral, dilaudid, D's, morphine, codeine, fertanyl, designer drug 등이 있다. 마취제에 중독이 되어 있는지를 알기 위해서는 양팔에 주사자국, 주사기, 주사세척기, 숟가락, 동공, 차갑고 젖은 피부인지를 확인한다.

10) 흡입제(Inhalants)·에어로졸(Aerosols)

가스, 에어로졸, 접착제, 아질산염, 쾌감, 코카인 연기, 팜, 매직펜, 거품이 나는 약용 크림들은 가격이 싸고 쉽게 구매할 수 있다. 이와 같은 화학약품들은 흡입제라고 부르며 흡입한다. 약리작용이 빨라 그 자체로써 행복감을 가진다. 대부분 청소년들이 많이 사용하지만 성인들도 사용한다. 투여 방법은 비닐봉투, 양말, 손수건, 헤진 천조각 등으로 코와 입에 붙여 흡입한다.

효과들을 보면, 행복감, 환시, 환각, 환청, 이명, 폭력, 격노 또는 분노, 과대망상, 혼돈, 방향감각과 시간 개념 상실, 감정이 없게 되고, 단지 두통만 있다.

합병증으로는 뇌 손상, 불규칙한 심장박동, 호흡기질환, 신장 및 간 기능 손상, 발작, 사망, 중독으로 유인한다. 흡입제나 에어로졸 약품들을 사용하고 있는지를 알아보기 위해서는 옷에 베어 있는 냄새, 호흡할 때 냄새, 취중, 졸음, 서투른 근육조절, 갑작스런 기분변화, 갑작스런 외모변화, 갑작스런 태도변화, 분노, 격분 등을 확인한다.

11) 처방전 없이 살 수 있는 진통제
(OVER THE COUNTER ANALGESICS (O.T.C.)

국부마취는 뇌 손상의 영역으로부터 고통의 메시지를 전달하는데 방해한다. 전체적인 마취는 뇌 안에서 고통을 바꾸는 작용을 한다. 비 마취제(진통제) 아스피린, 이부프로펜(진통소염제), 아세트아미노펜(해열, 진통제) 약물 손상의 영역에서 고통의 결과로 나타나는 화학반응의 연속들을 방해한다. 아스피린은 1898년 독일 화학자에 의해 발견되었고, 고통을 적당하게 완화시켜 주고, 중독성을 가지고 있지는 않다.

의학적인 사용으로 처방전 없이 살 수 있는 진통제는 고통 조절, 두통, 신경, 근육통, 구강외과, 관절염, 열을 내리기 위해 사용한다.

약리학에서 보면, 의사의 처방 없이 살 수 있는 진통제는 세포가 손상될 때 세포 속의 고통을 완화시켜주고, O.T.C.는 약물의 작용을 마비시킨다. 아스피린은 응고 현상을 줄이고, 혈소판 응고를 방해하고, 작은 발작을 조절한다. 이부프로펜과 아세트아미노펜은 고통을 조절하는데 복용한다. 이 약을 복용하는 사람들의 4-14%는 위염증을 가질 수 있다.

O.T.C. 최고 한도 사용량은 4시간에 1,000mg이고, 표준 사용량은 4시간에 325에서 650mg이다. O.T.C. 약품들은 간 기능에 의해 변

화된다.

O.T.C.복용으로 인한 합병증을 보면, 미국의 전체 인구 중 0.2.%는 아스피린에 신경과민 반응을 일으킨다. 아스피린은 천식치료에 가장 많이 사용되고 있으며, 위에 영향을 주고 출혈에 원인이다. 아스피린의 다른 증상은 식욕감퇴, 구토, 메스꺼움, 위출혈 등이 있다.

매년 10,000명 이상의 O.T.C. 과다복용 환자가 있고, 대부분 아이들이다. 아스피린의 장기간 사용은 빈혈을 가져올 수 있고, 청각손실, tinnitus, 약간의 독성을 나타낸다. 바이러스의 감염으로 고통받고 있는 것은 라이증후군[1] 때문으로 아이들에게 아스피린을 복용하게 해서는 안 된다. .

O.T.C. 남용 및 임신을 보면, 아스피린은 사산아, 감소된 신생아 출생, 더 높은 수준에 있는 태아기의 운명을 야기할 수 있다. 임신 마지막 주 2주간에는 아스피린을 복용해서는 안 된다. 일 년에 20,000톤의 아스피린이 만들어지고 복용하고 있다.

12) 환각제(The Hallucinogenic)

인간은 수천 년 동안 환각 물질들을 사용해왔다. 환각제의 약품들은 다양한 효과들을 가지고 있고, 이와 같은 종류의 마약으로는 엘에스디(LSD), 메스칼린(Mescaline)[2], 실로사이빈(Psilocybin)[3], 암페타민 유도체(MDMA, DOM, MDA), 디엠티(DMT: dimethytryptamine), 펜시크리딘 (PCP) 등이 있다. 10세~25세 사이의 미국인 중 약 21%가 이

---

1) 라이증후군은 어린 아이들에게 흔히 있는 뇌장애이다.
2) 메스칼린은 페이요티((peyote) 선인장에 들어있는 활성 화합물이다.
3) 실로사이빈은 실로사이베 버섯에 들어 있는 활성 화힙물이다..

와 같은 약물을 사용하였다.

첫째로 세로토닌라고 불리는 신경전달물질과 비슷한 점을 가지고 있는 엘에스디, 사일로사이빈, 디엠티와 같은 환각제들이 있다. 두 번째로 신경전달물질 도파민과 노르에피네프린과 관련이 있는 메스칼린, 디오엠(에스티피), 엠디엠에이(엑스터시), 피시피 등이 있다. 모든 환각제는 사용자의 외부 세계와 신체의 인식작용을 바꾼다.

LSD는 보통 구강으로 복용하고, 급속하게 흡수되어 매우 강력한 변화를 초래한다. LSD는 합법의 의료적인 사용은 없다. 섭취한 LSD의 50%는 간에 의해 물질대사가 되고, 효과는 보통 12시간 정도 지속된다. 사용자는 인지력 증가, 체온, 심장박동과 혈압 상승, 동공 확장, 오한, 발한, 메스꺼움, 구토, 두통 등을 경험했다. 첫 번째 단계는 행복감을 느끼고, 두 번째 단계는 왜곡, 환시, 환각 증세가 나타나고, 세 번째 단계는 왜곡된 시간관념, 기분 변화, 공황, 마술적 힘을 느낀다. 12시간이면 모든 증세는 없어지지만, 황홀한 기분은 남아 있고, 약간은 정신과적인 돌봄이 필요하다.

PCP는 1950년대 처음 소개되었고, 현재 동물에게 안정제로 사용되고 있다. 1970년대 중반에 PCP는 남용되는 위험한 약물이 되었다. 이 물질은 쉽게 제조되고, 다른 약물들과 혼합되어 더 강력하고 위험한 약물로 만들어진다 했다. PCP는 자주 마리화나와 혼합된다. PCP는 구강, 흡연, 코로 흡입하고, 주사기를 통하여 사용한다.

낮은 용량의 사용자는 잔잔한 흥분, 취한 느낌, 몽롱함을 체험하고, 말을 할 수 없게 되고, 고통에 반응이 없는 사람이 된다. 높은 용량의 사용자는 격한 흥분을 하고, 근육이 경직되고, 발작이 일어나고, 혼

수상태가 오고, 혈압이 상승하게 된다.

PCP의 지속 시간은 1시간에서 4시간 사이이지만, 혼란스러운 상태는 8시간에서 27시간 정도 지속된다. 그러나 과다복용을 하면 혼란스런 상태와 정신이상이 몇 주 또는 몇 달 동안 지속될 수 있다.

MDMA/엑스터시는 1914년 처음 만들어졌고, 1985년에 통제 의약품으로 지정되었다. 1970년대 중반에는 이 약물은 대학생들에게 매우 인기가 있었다. 과다복용 시에는 고혈압, 저혈압, 심계항진, 고열, 신장기능 부전, 환시 등의 증상이 있다. 매우 위해한 약물이며 뇌에도 치명적이다.

다른 환각제는 Mushroom Amanita Muscaria(알카로이드 성분의 독버섯 종류), Mescaline(멕시코, 미국 남서부 지역의 선인장 종류), DOM, TMA(메스칼린의 파생 물질), 육두구(Nutneg)와 향료(Mace), 디엠티(DMT 환각제), 아트로핀(경련완화제), 벨라도나(진통제), 흰독말풀(유독식물), 맨드레이크, 허벤과 같은 식물에서 발견한 스코폴아민(수면, 진통제) 등이 있다.

12) 니코틴(Nicotine)

담배는 1492년 신대륙에 오래전부터 인디언들이 사용하였다. 산업혁명으로 값싼 담배 생산하여 많은 사람들이 흡연할 수 있게 되었다. 1964년에 미국 의사협회는 담배에는 4,000여 가지의 다른 합성물질로 만들어져 사망 원인이 될 수 있다고 발표하였다. 투약 방법은 흡연, 씹기, 코담배가 있다. 담배에는 니코틴이 함유되어 있고, 연기에는 아세트알데히드(Acetaldehyde) 포함되어 있다. 흡연은 많은 니코틴을 뇌에 전달하고, 몸의 여러 조직에도 퍼진다. 흡연은 폐기능 악화, 폐질환, 섬모운동의 감소 등 증상을 나타내고, 니코틴중독이 되면 중단하기 어렵다.

흡연을 중단하면, 심장박동수감소, 혈압감소, 집중력저하, 불면증, 배고픔, 떨림, 불안, 두통 등의 현상이 나타난다. 합병증으로는 흡연이 건강을 해치고, 흡연이 매년 50,000만 명의 사망 원인이 되고, 한 해 약 30,000만 명 이상 미국인들이 간접 또는 직접 흡연으로 죽고 있다. 흡연자들은 폐암, 구강암, 후두암, 식도암, 심장혈관질환, 폐질환 등의 증상으로 고통을 받고 있다.

제3장

마약중독의 원인들

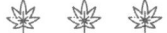

제3장

마약중독의 원인들

∷ ∷ ∷

　　마약중독의 원인은 생물학적, 심리적, 사회적, 영적 원인으로 분류할 수 있고, 복합적인 원인들로 다양기에(Abbott et al., 2000; 김기태 외, 2005; 박상규 외, 2009) 종합적인 치료가 필요하다.

1. 생물학적인 원인

　　마약중독의 원인은 생물학적 요인과 유전적 요인이 있다(Cadoret, Trothton, O'Gorman, & Heywood,1986). 마약중독의 생물학적 요인은 신경전달물질인 도파민, 세로토닌과 관련이 있다. 특히 도파민의 뇌보상과 관련되는 모든 마약류 남용이 도파민 생성을 증가시키며 강한 쾌감을 느끼게 만든다. 다양한 약물의 오남용이 모두 연접도파민을 증가시키는 점에서는 공통적이다(박상규 외, 2009). Vincent Doke Marie와 Nyswander는 메타볼리즘(신진대사)의 불균형이론에 의해 마약중독자는 당뇨병 환자와 매우 비슷한 대사기제로 고통받는다고 하였다. 어떤 사람이 일단 마약물질을 섭취하면 그의 생리현상은 당뇨병 환자가 인슐린을 갈망하는 것과 같이 마약을 갈망하게 되고 신체적으로 메타볼리즘 주기가 생긴다(김성이, 2002). 그래서 마약중독자는 지속적인 마약 갈망으로 마약을 중단할 수 없다.

마약류의 효과는 마약자체의 약리학적 특성도 있지만 개인 심리도 영향을 미칠 수 있다. 마약중독의 원인을 생물학적 요인들과 유전적 요인들의 관점에서만 보면 중독자의 의지력, 심리적인 요인, 영적인 요인, 사회문화적인 요인을 간과할 수 있다.

2. 심리적인 원인

마약중독의 심리적인 원인에 대해서 정신분석이론과 학습이론으로 설명하고 있다. 학습이론에 따르면, Dollard와 Miller(1950)는 알코올이 불안과 스트레스 해소, 긴장을 이완시켜줌으로써 음주습관이 계속되는 학습으로 이어져 결국 알코올중독이 된다(허근, 2005; 안영실·임혁, 2010), 마약중독자 역시 마약을 하면 쾌감이 상승되고, 고통이나 불안이 해소되는 경험하기 때문에 지속적으로 마약을 하게 된다. 학습이론에서는 마약중독자가 마약을 함으로써 쾌감을 얻게 되는 것을 정적강화와 금단증상과 같은 고통이나 불쾌감을 없애주는 것을 부적 강화로 마약을 계속 사용하게 된다(박상규 외, 2009).

실존적·정신분석이론에서는 인간이 유아기와 아동기에 해결되지 않은 갈등들을 밖으로 표출하기 위해서 마약을 하게 된다는 것이다. 아들러(Adler)는 마약중독자는 개인의 열등감을 극복하고, 불안감과 갈등에서 벗어나고, 낮은 자존감, 무가치감, 무기력을 잊기 위해 마약을 사용한다(김성이, 2002; 박상규 외, 2009). 마약중독에 대한 정신분석이론에서는 쾌락추구를 하여 마약물질을 자발적으로 남용하게 되는 자기 파괴적 행동으로 설명한다. 정신분석자들은 아동기 박탈이나 과다방임으로 초래되는 구강의존성격, 자기파괴성격, 심리이완감, 성취감, 욕구, 성적충동좌절, 좌절감, 우울증, 손상된 자아기능, 대상과 분열, 투사 등이 중독원인으로 작용한다고 본다. 그러나 이것은 비합리적인 동기와 내적 갈등만을 강조하기 때문에 인간성장에 영향을 주는 환경적 요인이나 사회적 요인을 무시할 수 있다.

3. 사회적인 원인

마약중독의 사회적 원인을 사회관계 또는 사회구조에 초점을 맞춘다. 마약물질 사용은 집단에서 소외되지 않기 위한 필요한 조건이 되며, 집단영향력이 심리적·동적 약물사용을 촉진한다. 청소년들은 동료들이나 또래들과 함께 약물을 사용함으로써 동지애적 감정이나 모험심을 증가시킨다. 마약물질은 오락적이고 사회적인 측면에서는 촉진제 역할을 하고, 향정신성약물 사용은 특별한 감정표현의 수단으로 활용한다. 그리고 어떤 종교에서는 영적경험을 촉진시키거나 종교의식을 고양시키기 위해서 향정신성약물을 사용한다.

1950년대에는 미국에서 마리화나가 반문화의 표현으로 사용되기도 하고, 사회에서 소외되고 경제적으로 가난한 사람들은 소외감, 무기력, 좌절감을 극복하기 위해서 마약물질을 사용한다(김성이, 2002).

사회통제 이론에서는 마약사용을 대부분 일탈행동으로 사회통제의 부재로 보고, 하위문화 이론에서는 개인의 마약사용은 마약을 제공하고, 마약 사용방법을 알려주는 사회집단과의 접촉을 통해서 가능하다고 보는 것이다.

4. 영적인 요인

마약중독자들은 불안, 피로함, 고독, 영적 방황에서 술이나 마약을 함으로써 위안처를 찾고, 실존적 불안과 공허로 인한 진정한 용인과 일체감을 찾는다(Clinebell, 1968; 김병오, 2003). 중독자들은 실존적인 공허함 때문에 중독 물질에 집착하고, 삶에서 불만족을 느끼면 찰나적인 만족, 강한 불신과 불안감을 극복하기 위해 술이나 마약을 삶의 중심에 둠으로써 중독자가 된다.

중독자들은 정신적, 육체적인 병에 걸렸을 뿐만이 아니라, 영적인 병에 걸려 있는 것이다. 마약중독자는 자기의지를 상실하여 마약의 노예로서 사는 것이다(2003; 허근). 영적인 면에서 마약중독자가 되는 원인은 죄의식, 고독, 원한, 교만, 두려움, 불안, 이기심 등이다(허근, 2008).

마약중독은 영적인 질병이기 때문에 중독회복을 위해 영성이 필요하고(손진욱 역, 2005), 융(Jung)은 "종교적 체험을 통해 중독의 삶을 전환시키면 중독회복이 가능하다."고 했다(A.A연합단체한국지부,1999).

5. 가족적인 요인

중독은 가족세대 간에 전이되며(Bennett·Wolin·Reiss, 1988; 장승옥 외 역, 2010), 일반적으로 알코올중독이 부자 사이에 명백히 영향을 미치고, 가족환경적 요소가 주된 원인이다(김지연, 2007; 장승옥 외 역, 2010). 많은 연구를 보면, 중독자부모를 둔 자녀들은 정상인 자녀들에 비해 알코올중독이 될 가능성이 높다(피현희·이혜련 역, 1997; Wolin·Bennett·Noonan, 1979). 중독자부모를 둔 자녀들은 중독시작 연령이 빠르고, 중독자가 될 가능성이 많다(Kilpatrick 등, 2000).

가족항상성(homeostasis)붕괴, 가족부조화, 가족불화, 부모의 부적절한 양육태도 등이 중독원인이 된다(이종섭, 2009). 역기능가정의 자녀들은 중독자가 될 가능성이 정상가정보다 높다(정동섭·최민희 역, 1992; 정성준 역, 2002). Bradshow(1988)과 Coleman(1982)은 원가족의 수치심, 거부, 성적학대 때문에 중독이 된다고 했다.

이제까지 살펴본 결과, 가족과 부부불화, 부모상실, 가족항상성 붕괴, 부모의 부적절한 양육태도, 억압된 감정, 경직된 규칙, 정체성혼란, 어린 시절에 부모가 신체적으로나 성적으로 학대했을 때 마약을 하거나 마약중독이 되기 쉽다.

제4장

마약중독 진단 및 상담

제 4 장

마약중독 진단 및 상담

∵ ∵ ∵

1. 마약류 검사 및 마약중독 진단

1) 마약류 검사

마약류 검사에는 소변 중의 약물검사와 모발검사가 있다. 일반적으로는 소변검사는 수일 이내에 복용한 마약류를 확인하는데 주로 사용되고, 모발검사는 수개월 전에 복용한 마약류의 복용여부를 확인하는 데 사용되고 있다.

(1) 소변 검사

소변검사는 마약류를 검사하는데 중요한 수단이다. 회복단계에서 검사는 약물에 대한 충동을 억제해주고 단약에 도움을 준다 (Budney & Higgins, 1998). 약물이 몸속에서 잔류기간을 보면, 코카인은 1회 복용 후 1일이내에만 소변에서 검출되고, 필로폰은 투여량의

43%가 4시간내 배출된다. 단순투약자는 투약 후 4일이내에, 상습투약자는 7~10일까지 판단할 수 있다. 대마는 흡연 후 4~8시간부터 대마성분이 소변으로 배설되기 시작하고, 단순흡연은 흡연 후 약 5~10일, 중독자는 약 1개월까지 판단이 가능하다.

(2) 모발검사

모발은 1980년대에 들어와서 마약류의 검출시료로 중요성이 대두되었다. 모발에 들어 있는 마약은 거의 영구적으로 계속 남게 되므로 수개월이나 수년이 지난 후에도 모발에서 마약검출이 가능하다.

(3) 마약류 중독자에 대한 심리학적 평가

마약중독자가 입원하거나 혹은 상담을 의뢰해왔을 경우, 먼저 신체적 문제가 있으면 관련 전문의에게 의뢰해야 한다. 다음에는 면담과 각종 심리검사를 실시한다.

첫째, 면담을 통해 현재 및 과거의 증상, 가족 및 대인관계, 직업이나 법률적 문제 등을 평가한다.

둘째, 마약중독의 유형과 심각성을 알아보기 위해 행동관찰을 한다. 대마초를 하면 몸에서 마른 잎이 타는 냄새가 난다. 본드나 가스를 흡입한 경우 몸에서 본드나 가스 냄새가 나고, 빠른 맥박을 보이고, 몽롱한 도취감이 있고, 발음이 분명하지 않고, 인식력이나 조절능력에 장애를 보인다.

일반적으로 중독자의 성격특성 및 정서상태 등을 알아보기 위해 사용되는 심리검사는 MMPI, SCL-90-R, BDI, 불안척도, 자존감척도 등이 있다. 주로 사용되는 심리검사는 다음과 같다.

① MMPI

마약류 및 알코올중독자들의 성격특성을 객관적으로 알아보기 위해 다면적인성검사(Minnesota Multiphasic Personality Inventory; MMPI)가 많이 사용되고 있다. 임상척도는 건강염려증척도, 우울척도, 히스테리척도, 반사회성척도, 남향성-여향성척도, 편집증척도, 불안증척도, 정신분열증척도, 조증척도, 내향성-외향성척도 등으로 되어 있다. 4개의 타당성척도와 10개의 임상척도는 T점수로 환산하게 되어 있어 70점 이상은 비정상적이다.

② SCL-90-R

간이정신진단검사(Symptom Checklist-90-Revised; SCL-90-R)는 정신과적 증상을 평가하기 위해 처음 Derogatis(1977)가 개발하였다. 이 검사는 다양한 정신과적 증상을 기술하는 90개 문항에 대해 Likert 5점척도이다. 이 검사에서는 피검사자의 정신과적 증상을 신체화, 강박증, 대인예민성, 우울, 불안, 적대감, 공포불안, 편집증, 정신증 등 9개 차원으로 평가할 수 있고, 피검사자의 전반적 정신건강수준을 전체 심도지수(Global Severity)로 알 수 있다. 전체 심도지수와 9개 증상척도는 T점수로 환산된다. SCL-90-R 역시 T점수로 70점 이상은 비정상적임을 나타내고, 60점 이상은 경향성을 가짐을 의미한다.

③ BDI

BDI(Beck Depression Inventory)는 우울한 기분을 측정하는 검사로 질문지는 총21문항이다. 각 문항은 4개기술문으로 우울증상 정도를 반영한다. 점수는 0점에서 63점이며, 5~9점은 우울증이 전혀

없거나 매우 경미함, 10~18점은 가볍거나 보통 정도, 19점에서 29점은 보통에서 심한 정도, 30점에서 63점은 우울증이 심함을 의미한다(박경, 최순영, 2002).

④ 상태-특성불안 척도

상태-특성불안 척도(State-Trait Anxiety Inventory)는 임상적으로 불안한 집단 및 정신과 환자의 불안을 판별해주는 유용한 검사도구이다. 총 40문항으로 4단계 Likert 척도이다. 점수범위는 각각 20~80점까지로 점수가 높을수록 불안수준이 높은 것을 의미한다.

⑤ 자아존중감 척도

자아존중감 척도(General Self esteem) 는 10개 문항으로 4점 척도이다. 점수 범위는 10점에서 40점까지로 점수가 높을수록 자존감이 높은 것이다.

⑥ 삶의 느낌 척도

Campbell(1981)이 개발한 검사로 삶의 느낌 척도를 사용한다. 점수가 높을수록 삶에 대한 느낌이 긍정적이다.

2) 약물의존의 진단기준

(1) 진단목적

① 광의의 진단

'약물남용의 원인, 진행, 징후, 목적에 대한 명백한 이해, 적합하고 적절한 치료계획 수립과 프로그램 구성, 예후에 대한 의견, 치료의 성과와 유효성에 대한 평가'라고 기술되며, 사정, 치료계획, 사후관리를 포함하는 과정이다.

② 협의의 진단

특정 분류체계에 따른 구체적인 진단명을 부여하기 위한 진단기준에 개인이 해당하는지를 결정하는 과정이다.

(2) 한국형 청소년마약중독 선별검사

(Korean Adolescent Drug Addiction Screening Test 2: KOADAST-2)

한국청소년학회가 개발한 선별검사도구로 총 12문항이며 점수는 '그렇다' 1점, '애매하게 해당된다' 0.5점, '아니다' 0점을 부여하며, 총점 0.5 ~ 2.5점은 약물남용, 3점 이상은 마약중독으로 선별한다.

〈표9-5〉 한국형 청소년 마약중독 선별검사표 2형(KOADAST-2)

1. 약물을 조절해서 사용하려 하지만 잘 안 된다.
2. 예전보다 약물의 사용량이 많이 늘어났다.
3. 주변에서 약을 끊으라고 하지만, 그 말이 마음에 잘 와 닿지 않고 반발심만 생기며, 마음과 머리 속에서도 약 생각이 잘 지워지지 않고, 약 생각이 자주 떠오른다.
4. 약물을 하고 싶은 충동이 일어나면 거의 참을 수 없다.
5. 약물을 일단 사용하기 시작하면 계속적으로 하게 된다.
6. 정신적 고통을 잊기 위해 사용한다(예: 화남, 슬픔, 지루함 등).
7. 최근에 약물사용중의 일을 기억하지 못하는 경우가 몇 번 있다.
8. 혼자 사용하는 것을 좋아한다.
9. 약물사용 전후에 때로 자살 충동을 느낀다(예: 자살하고 싶은 마음).
10. 내가 불쌍하다는 생각이 자주 든다(예: 자기연민).
11. 약물로 인해 친구가 떨어져 나갔다.
12. 약물로 인해 가정에 문제가 일어나고 있으며, 내가 나가게 되거나(가출), 가족들이 나를 나가라고 한다(예: 위협이나 내어쫓김).

* 1: 그렇다(1점), 2: 애매하게 그렇다(1/2점), 3: 그렇지 않다(0점)
* 4개 문항 이상 해당할 경우 또는 총 3점 이상이면 중독의 위험

(3) DSM-5(Diagnostic and Statistical Manual of Mental Disorders) 물질사용장애 진단기준

임상적으로 유의한 손상 또는 고통을 일으키는 문제적 마약 물질 사용 양상이 지난 12개월 사이에 다음의 항목 중 2개 이상 나타나는 경우 마약중독자로 진단한다.

〈표9-7〉 DSM-5 물질사용장애 진단기준

1. 의도보다 많은 양 혹은 오랜 기간 동안 사용
2. 물질 사용을 줄이거나 조절하려고 노력하나 실패
3. 물질을 얻거나 사용하거나 그 영향에서 벗어나기 위한 많은 시간소모
4. 물질에 대한 갈망, 바람, 강한 욕구
5. 반복적인 물질사용으로 직장, 학교, 가정에서의 주요 역할수행에 실패
6. 물질의 영향으로 사회적 혹은 대인관계 문제가 발생해도 물질사용 지속
7. 물질사용으로 인해 중요한 사회적, 직업적, 여가활동을 포기하거나 줄임
8. 신체적으로 해가 되어도 반복적으로 물질사용
9. 신체적·심리적 문제가 악화된다는 것을 알면서도 물질을 계속 사용
10. 내성(원하는 효과를 얻기 위해 물질사용량의 뚜렷한 증가/동일한 용량의 물질사용 효과가 현저히 감소)
11. 금단(물질의 특징적인 금단증후군/ 금단 완화를 위해 비슷한 물질사용)

* 출처: APA, 2018 : DSM-5 간편 정신질환진단통계편람

(4) 세계보건기구의 마약중독 진단기준(ICD-10)

세계보건기구의 진단기준에서는 일 년 동안에 다음 7가지 증상 중 3개 이상이 해당될 경우 약물의존이라고 정의한다.

⟨표9-8⟩ 세계보건기구(WHO)의 마약중독에 대한 진단기준

1. 금단증상이 생리반응으로 나타난다.
2. 금단증상을 완화시킬 목적으로 약물을 사용하며, 이 방법이 효과가 있음을 알고 있다.
3. 초기에는 소량의 약으로도 얻을 수 있었던 효과를 얻기 위해 더 많은 양의 약물을 사용해야 한다.
4. 술이나 약물을 섭취하기 위한 강렬한 욕망이나 충동
5. 약물사용의 시작, 중단, 용량 조절 등 술이나 약물의 사용을 조절하는 능력에 문제가 있다.
6. 술이나 약물 때문에 행동반경이 좁아진다.
7. 약물로 인해 분명한 해를 입었음에도 불구하고 술이나 약물을 계속 사용한다.

2. 마약중독자 상담

　　마약상담의 기본요소인 치료자의 자질과 기술, 중독치료에 있어서 개별상담과 집단상담에 관해서 알아본다. 마약을 사용하기 시작하게 되는 요인이나 마약사용 후에 발생하는 문제들, 개인의 사랑, 신뢰, 부정적 감정들, 두려움, 자아자신감결여 등과 관련되며, 개인만 아니라 가족과도 상호 관련되는 점에서 그 중요성이 강조되면서 마약남용 상담 및 치료는 개별, 집단 및 가족의 관점에서 접근할 수 있다. 마약중독자상담은 경우에 따라 개별적으로 접근이나 집단상담으로 접근하는 것이 효과적일 수도 있으며, 가족문제는 가족치료로 접근해야 한다. 개별상담과 집단상담이 적합한 경우는 ⟨표1⟩과 같다.

〈표1〉 개별상담과 집단상담의 선정기준

개별상담이 적합한 경우	집단상담이 적합한 경우
a. 위기상황에 처하여 있고, 원인과 해결 방법이 복잡하다고 판단되는 경우	a. 타인과의 유대감, 소속감 및 협동심의 향상이 필요한 경우
b. 내담자 자신과 관련 인물들의 신상을 보호할 필요가 있는 경우	b. 타인들에 대한 배려와 존중을 습득해야 할 것으로 판단되는 경우
c. 자아개념 또는 개인적인 내면세계와 관련 심리검사 결과를 해석해 주는 경우	c. 사회적 기술의 습득이 필요한 경우
d. 집단에서 공개적으로 발언하는 것에 대해 심한 불안공포가 있는 경우	d. 동료나 타인의 이해와 지지가 필요한 경우
e. 집단에 수용될 수 없을 정도로 대인관계상의 행동과 태도가 원만하지 못한 경우	e. 자신의 관심사나 문제에 관해 타인의 반응과 조언이 필요한 경우
f. 자기자신에 대한 탐색과 통찰력이 낮은 경우	f. 자기 문제에 관한 검토나 분석을 기피하거나 유보하는 경우
g. 타인들로부터의 주목과 인정에 대한 욕구가 매우 큰 경우	g. 자기 노출에 관해서 필요 이상의 위협을 느끼는 경우
h. 폭력적 행동이나 비정상적인 성적 행동을 취할 가능성이 있는 경우	h. 개인의 감정표현이나 자기 주장의 표현이 부족한 경우

1) 마약중독 상담의 기본요소

(1) 상담자의 자질

효과적인 치료를 위해 상담자의 인성, 태도, 기술이 필요하다.

• 태도적 측면

치료자가 중독자에게 공감(Empathy)을 가지고 만나면 마약문제를 솔직히 말할 수 있는 용기를 가지며 중독자를 타인처럼 존중하면 중독자가 마약상황을 구체적으로 느끼고 표현한다.

• 기술적 측면

　마약중독자들은 주로 부정과 투사를 방어수단으로 사용하기에 지금-여기(here and now)의 상황에서 치료자는 중독자와의 관계를 형성하는 즉시성(Immediacy), 약물 문제를 분명히 인식하도록 구체성(Concreteness), 직면(Confrontation)을 통해 중독자가 자기의 약물경험과 직접 대면할 수 있게 도와준다.

• 자기성장적 측면

　잠재력(Potency)과 자아실현(Self-actualization)을 하는 치료자는 마약중독자의 모든 경험들을 포용하므로 중독자에게 효율적인 삶의 모델이 되어 마약을 중단하게 된다.

(2) 마약상담에 필요한 기술

　치료자의 역할은 마약중독자에게 약물문제를 발견하고 가치와 태도들을 이해하도록 도와주고, 마약중독자가 감정상태, 내면감정, 감정의 근원을 알게 해주고, 감정상태를 정리해 주어야 한다.

2) 개별상담 및 치료

　마약중독자에 대한 개별상담의 접근법은 정신분석적 접근방법, 자아분석적 접근방법, 행동주의적 접근방법, 인지적 접근방법, 동기화 면접이 있다.

(1) 정신분석적 접근방법

　프로이드(Freud)의 정신분석적 접근방법에서는 마약중독을 내면의 갈등에서 비롯되는 증상으로 보고 있다. 그래서 치료자들은 마약중독자의 갈등만 해결되면 증상(마약중독)도 제거될 것이라고 생각한다.

(2) 자아분석적 접근방법

Adler, Horney, Jung, Rank, Sullivan, Fromm, Erikson 등 자아분석적 가들은 Freud의 이론을 발전시켜 자아(ego)를 보다 중점적으로 강조한 자아심리이론은 한 개인을 일생의 생활주기를 통하여 총체적 인간으로서 이해하는 데 도움을 주고 있다. 이들은 마약중독 회복에도 공헌하고 있다.

• 로저스(Rogers)의 내담자중심상담

내담자중심치료모델(인간중심상담)은 로저스의 상담이론을 바탕으로 '퍼스낼리티의 성장론'에 근거하고, 자기이론, 자기실현, 건강과 성장, 존재와 생성, 내적 체험과 같은 개념을 중심으로 한 심리치료이다. 치료자는 마약중독자가 자기 자신과 세계에 대해 스스로 자각함으로써 마약을 중단하게 한다.

• 개인심리학(Individual psychology)

아들러(Adler)의 "개인심리학(individual psychology)" 이론은 인간이 정신과 육체 관계에서도 여러 정신활동 및 기능에서도 분리할 수 없는 사고, 감정, 행위 즉, 의식과 무의식에서의 통합체(unity)라고 간주하였다. Adler는 인간을 통일된 연관적 조직체로 보고, 가족, 지역사회, 인간성 그 자체의 구성요소로 보았다. 그러기에 인간은 사회적 관계를 맺을 수 있는 선천적 능력, 즉 공동체 의식이나 사회적 관심이 발달할수록 개인의 열등감, 고립감은 점점 감소하여 마약중독에서 벗어날 수 있다.

(3) 행동주의적 접근방법

행동치료자들은 인간에게 있어서 행동은 학습될 수 있으며 변화될 수 있다는 심리학자들의 이론을 적용하여 마약중독을 사회학습모형으로 보고 있다. 마약중독행동을 가능한 한 빨리 변화시키고자 할 때 효율적인 방법이다. 예를 들어서, 어떤 마약중독자는 단약친목(N.A.)에 참석하기가 너무 두렵다고 말할 때 NA참석이라는 목표는 중독자가 누군가와 함께 참석함으로써 가장 빨리 성취될 수 있다. 회합에 몇 번 참석하고 나면 많은 경우에 혼자서도 갈 수 있다.

(4) 인지적 접근방법

• 지정요법(RET요법)

엘리스(Ellis)의 RET는 치료적 접근방법 중의 하나로서 마약중독 치료에도 많이 활용되고 있다. RET는 정서장애와 행동장애를 초래하거나 지속시키고 있는 현재의 비합리적인 신념과 태도들을 변화시킴으로써 마약중독의 행동을 변화시킬 수 있다는 접근방법이다.

• 현실요법

마약중독치료에서 또 다른 인지적 접근방법은 글라써(Glasser)의 현실요법이다. 치료자는 현실요법의 RET 이론을 통하여 마약문제의 어려움을 해결해 나가고, 마약문제의 초점을 현재에 맞추고, 적극적으로 직면하게 함으로써 마약을 중단하게 한다. 또한 현실요법에서는 선택이론으로 중독자행동의 도덕성과 책임성을 강조하며, 적극적으로 효과적인 욕구충족을 위한 새로운 행동실천의 선택을 교육시킨다.

(5) 동기화면접

동기화면접(motivational interviewing)은 마약문제에 대해 직접적으로 직면(confrontation)하게 하고 설득하는 치료적 접근방법이다. 여기서는 '중독자들은 부정, 투사, 합리화 등의 방어기제를 많이

사용하며, 독특하고 선천적인 인성 때문에 변화동기가 결여되어 있다'
는 것을 전제로 하고 있다.

마약중독자의 변화동기에 영향을 주는 6가지 공통요소들 즉, 환류, 책임감, 조언, 대안, 공감, 자기효능감이다.

3) 집단 상담
(1) 집단상담의 개요

마약중독자를 위한 치료방법으로써 집단정신치료가 개인치료에 비해 2~3배 높은 회복률을 보인다는 연구 결과들이 있다. 일반적으로 반사회적 행동이 심각한 마약중독자들을 대상으로 심도 있는 치료프로그램을 제공하기 때문에 '집단치료'라는 용어를 주로 사용하고 있다.

성인마약중독자의 재활이 마약사용 중단만이 아니라, 가치와 도덕심을 재교육받고 인성을 재조직하는 과정이고, 청소년 마약상담에서는 마약사용 중단과 함께 발달과제와 당면 문제들을 다룰 수 있는 통합적 목표가 더욱 필요하다. 집단상담은 개인상담보다 비용면에서 더 효율적이고, 특히 청소년에게는 집단상담이 효과적이다.

(2) 집단상담 유형
① 집단이론별 유형

집단상담에는 정신치료집단, 긍정적 또래문화집단, T-집단, 사이코드라마, 게슈탈트집단, 상호작용집단, 의사소통증진집단, 지지집단, 행동과제집단, 12단계자조집단 등이 있다.

② 문제별 유형

마약중독자의 집단상담은 의료적 · 개인적 · 사회적 문제들을 다양한 범주에서 다루고 있다.

③ 개입시점별 유형

집단상담은 마약중독예방, 개입 및 치료 전 과정에서 활용될 수 있다. 예방을 위한 집단상담은 주로 마약효과에 대해 교육하며, 마약을 피하는 데 필요한 사회적기술, 대처기술, 거절기술에 대한 상담교육을 함께 한다. 집단상담은 고위험군 마약중독자들에 대한 개입과정을 촉진시켜 준다.

(3) 효과적 집단상담의 전제조건

집단경험이 의존자들의 잠재력을 이끌어낼 수 있는 능력고취(empowerment)라는 전략에 기초할 때보다 효과적이다(Lewis, Dana, & Blevins, 1994). 이와 같은 특성을 가진 집단은 다음의 3가지 공통점을 지닌다. 첫째, 협조적 방식으로 상호작용이 이루어진다. 둘째, 집단성원들이 집단 내에서 획득한 기술들과 전략들이 '현실세계'의 실제 상황에서도 활용될 수 있도록 개발된다. 셋째, 집단 분위기는 상호지지로 특징지어진다.

(4) 집단상담 프로그램의 유형

① 친밀감형성프로그램

친밀감형성프로그램은 집단을 형성하는 초기단계에서 주로 사용되고 서로의 관심사와 흥미를 공유하고 신뢰감을 발전시킨다.

② 마약교육프로그램

마약교육프로그램은 구조화된 프로그램으로서 강의-토론방식을 사용한다. 다양한 교육자료들을 활용하여 마약, 마약의존·남용 및 회복에 관한 정확한 정보를 제공하며, 토론할 기회를 준다.

③ 자기인식프로그램

자기인식프로그램은 긍정적인 자아존중감을 향상시킴으로써 삶에 대한 인식에 변화를 가져오며, 마약 없는 삶에 대한 자신감과 용기를 가지게 함으로써 마약중독에서 회복하게 한다.

④ 재발예방프로그램

재발예방프로그램은 마약중독재발의 정보를 제공하고, 재발과 관련된 주제들을 토론하고, 재발예방전략을 세운다.

⑤ 사회기술개발프로그램

사회기술개발프로그램은 마약 없는 삶에 도움이 될 일상적인 생활의 대처기술을 개발시키기 위하여 제공된다. 마약중독자들의 마약중단 결심은 대처해 나가기 어려운 상황에서 어떻게 마약을 사용하지 않고 지낼 것인지와 균형 잡힌 정상적인 생활을 유지해 나아가기 위해 스트레스조절, 건전한 대인관계형성, 시간관리, 문제해결 등 사회기술을 개발시킨다.

제5장

마약중독자 평가

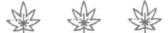

제 5 장

약물중독자 평가

∷ ∷ ∷

미국 정신의학회(American Psychiatric Association)의 정신장애 진단통계지침서 5판(DSM-V: Diagnostic and Statistical Manual fifth edition)을 참조한 마약중독 진단의 공식적 방법에 근거하여 고찰해본다. 이 지침서에는 마약중독의 기준으로 신체적 의존과 내성을 포함한 개념으로 설명하고 있으며, 알코올, 헤로인, 코카인, 니코틴, 마리화나, 치료용 약물이든지 또는 흡입하는 용매이든지 관계없이 기본적 기준은 같다. 마약중독치료자가 적극적으로 개입하여 중독자가 중독치료를 받아 회복하기 위해 마약중독에 대한 올바른 진단과 사정이 필요하다(허근, 2009).

1. 마약중독자 욕구에 대한 사정

사정은 마약중독자의 문제와 원인을 판단하는 행동이다.

1) 욕구사정

사정은 종합적으로 기본적 욕구가 우선 사정되어야 한다. 목슬레이(Moxley; 김만두, 1995 재인용)는 사정의 주요 특성은 마약중독자의 기본적이고 중요한 욕구를 파악하는 것이다. 초기면접과 정보수집 단계에서 축적된 정보들을 마약중독자를 체계적으로 사정하고, 치료자는 중독자의 욕구, 상황, 자원 유무 등을 종합적으로 파악한다.

2) 욕구의 내용

마약중독자의 사정단계에서 파악해야 할 욕구는 육체와 정신건강, 경제상황, 가족관계, 사회관계, 직장, 종교, 법적인 욕구 등이다.

3) 사정을 위한 도구 활용

기본적인 면접에서 얻을 수 있는 일반적 정보 및 과거력(history taking) 외에 치료에서 유용하게 활용될 수 있는 정보인 가계도와 생태도를 소개한다.

① 가계도

가계도(genogram; McGoldrick, 이영분, 1995)는 보웬(Bowen)의 이론에 근거한 사정도구로 중독자와 가족에 대한 객관적인 정보와 가족구성원 간의 역동성을 이해할 수 있는 유용한 사정도구이다. 그래서 상담자나 치료자는 중독자와 가족들이 적극적으로 참여하여 함께 가계도를 작성하는 것이 바람직하다.

② 생태도

생태도(eco-map source; Ann Hartman, 1978)는 하트만

(Hartman)에 의해 개발되었고 일반적으로 중독자의 지난 3개월 동안 생활기준으로 작성한다.

③ 사회적지지망 그리드

트레이시와 휘테커(Tracy & Wittacker에 의해 개발된 사회적 지지망(social support network grid source; Tracy & Wittacker, 1990)은 사회망과 더불어 사회적 지지체계가 약한 중독자와 가족을 위한 중요한 사정도구이다.

2. 장애물사정

장애물은 크게 두 가지로 분류된다. 첫 번째, 내부장애물은 마약중독자와 환경 두 가지가 중독자나 가족욕구 혹은 문제해결을 방해하는 원인론적 내용이다. 두 번째, 외부장애물은 자원발견 혹은 네트워킹을 방해하는 내용이다.

1) 내부장애물

중독자와 가족의 내부장애물은 개인 혹은 가족의 심리적, 정신적인 문제와 직접적으로 연결되어 있다. 내부장애물과 관련된 내용은 정신상태검사, DSM분류, 가족사정이 있고, 벨로우와 밍크(Bellow & Mink, 1993)가 정리한 중독자의 내적장애물의 유형 등이다. .

① 정신상태검사

정신상태검사의 목적은 마약중독자의 행동이 마약중독 증후인지 아닌지를 이해할 수 있도록 인식, 사고, 감정, 심리 활동의 질과 범위를 사정하는 것이다.

② DSM-5 개요

DSM-5의 물질사용장애는 10가지 물질 부류로 나뉘는데, 이 중 마약류는 ① 대마, ② 환각제(펜시클리딘, LSD, 메스칼린, 3,4-메틸렌디옥시 메스암페타민, 실로시빈 등), ③ 아편계

물질사용장애는 〈표9-2〉의 항목 중 2-3개에 해당하는 경우는 경도, 4-5개는 중등도, 6개 이상이면 고도로 구분한다.

③ 벨로우와 밍크(Bellow & Mink)의 내부장애물

벨로우와 밍크(Bellow & Mink)는 내부장애란 마약중독자의 태도, 신념, 가치 등이다. 벨로우와 밍크(Bellow & Mink)는 중독자가 일단 내부장애를 갖게 되면, 모든 문제상황에서 그것들을 일반화하게 된다. 마약중독자가 갖는 내부장애물을 크게 4가지로 정리하고 있다.

〈표10-2〉 내부 장애물의 유형

유형구분	범주	경험내용
비관주의	인생경험	끊임없이 좌절을 경험했으며, 중요한 사람으로부터 기본적으로 사랑스러운 존재가 아니라는 메시지를 받아 왔다. 아동기 학대의 가능성이 크다.
	결 론	얼마나/어떻게 하든지 항상 잘못되어 있다.
	감정상태	침체 무관심, 비관적, 하찮음
	행동상태	무기력, 후퇴, 퇴행
비판주의	인생경험	비관론자와 유사함
	결 론	항상 불공평한 대접을 받아 왔으며 이 이상 더 그런 대우를 받을 필요가 없다.
	감정상태	분노, 실패감
	행동상태	비판적, 공격적, 트집 잡기

운명주의	인생경험	유년기에 불안한 삶, 즉 좋은 경험과 나쁜 경험을 다 가지고 있지만 근저에는 두려움이 있다.
	결 론	인생은 혼란스럽고 예측 불가능하다.
	감정상태	걱정
	행동상태	충동적, 무질서, 계속되는 위기감
냉소주의	인생경험	배신을 통한 실망 경험
	결 론	사람들은 나를 이용할 것이기 때문에, 나만 자급자족할 것이다.
	감정상태	외로움
	행동상태	절제, 지나친 독립심, 거리감, 거부

〈그림10-2〉 내부 자원의 개발과정 단계

1단계: 내부 장애 사정 단계

다음 네 가지 기준에 기반하여 내부장애를 분명히 한다.

- 비관주의 – 우울, 무감동, 비판
- 비판주의 – 분노, 실패감
- 운명주의 – 불안
- 냉소주의 – 고독

2단계: 내부 자원 기반 확인

내부 자원으로 대치시킬 변화내용을 아래 내용에 기반하여 확인한다.

- 비관주의 – 희망적임, 자신감
- 비판주의 – 능력, 자신감
- 운명주의 – 이완, 조절
- 냉소주의 – 신뢰

4단계: 과업발전 단계

일련의 과업을 발전시킨다.

- 중독자 자신의 경험을 이용한다.
- 사례관리자의 경험을 이용한다.
- 주변 사람들의 경험을 이용한다.

3단계: 내부 단계

내부 자원을 동원한다.

- 과거 경험을 이용한다.
- 현재 상태에서 경험을 만든다

5단계: 본능 이용 단계

본능을 이용한다.

6단계: 해석 단계

그 결과를 해석한다.

- 일반화를 변화시킨 클라이언트 스스로의 능력에 초점을 맞추어야 한다.

2) 외부 장애물

외부장애물은 마약중독자 자신보다는 외부환경의 변화로 중독자에게 고통이나 장애를 초래하는 것으로 첫 번째로 부적절한 자원, 두 번째로 자원이용에 대한 무능력, 세 번째로 고갈된 자원, 네 번째로 이차적으로 필요한 자원이다.

3. 자원사정 방법

1) 내부자원 사정과 개발

내부자원은 개인이나 가족들의 자원도 있지만, 대부분은 인생의 경험을 통해 발달하고, 가족들이 내부자원을 습득하도록 도와야 한다.

2) 외부자원 사정과 개발

외부자원은 2가지로 나누는데, 첫째는 비공식자원으로 자연적 원조자, 자원봉사자 등이고, 둘째는 공식 자원으로 공적 자원, 사적 자원 등이 이에 속한다.

외부자원을 사정하고 개발하는 데는 팀워크가 많이 요구된다. 벨로우와 밍크가 소개하는 외부자원 획득을 위한 3가지 전략을 소개한다.

(1) 전략 1-방법 연결

첫 번째 전략은 방법을 연결하는 것으로 마약 중독자활동과 자원제공자와의 활동을 연결하는 것이다.

〈표10-3〉 사례관리에 대한 개념들

전략	방법	수준
방법을 연결하는 것	중독자와 활동 연결	a. 제1수준: 중독자에게 자원을 알리는 것 b. 제2수준: 중독자의 보고를 받고 지도감독하는 것 c. 제3수준: 어떤 기대를 해야 하는지를 알 수 있도록 클라이언트를 돕는 것 d. 제4수준: 자원 제공자와 연락하는 것 e. 제5수준: 중독자를 코치하는 것 예) 리허설까지 연습해 보는 것 f. 제6수준: 중독자와 동행하는 것
	자원 제공자와 활동 연결	a. 자원 제공자가 요구하는 것, 인테이크 과정, 목적에 관해 정확히 이해시키는 것 b. 기관의 워커와 정기적인 연락을 취하는 것 c. 중독자의 강점과 문제를 해결해 주고 제한점의 보완방법을 강구하는 것 d. 제공자의 기대를 분명히 하는 것 e. 자주 이용한 자원 제공자와 관계를 맺는 것 f. 정기적 자원 제공자와 동의를 만들거나 계약을 맺는 것

(2) 전략2-협상하는 것

외부자원 획득을 위한 두 번째 전략은 '협상'으로 치료자는 외부자원의 제공자와 자원확보가 안정된 지속성을 획득하도록 하는 것이다.

〈표10-4〉 외부자원 획득 전략 II

전략	방법	수준
협상하는 것	협상의 주요활동	a. 양편의 관심을 결정하는 것 b. 공동의 장을 찾는 것 c. 대안을 찾는 것 d. 문제와 사람을 분리시키는 것 e. 문제를 세분화하는 것

(3) 전략3-옹호하는 것

치료자는 외부자원과 새로운 연대를 위해 옹호할 수 있다.

〈표10-5〉 외부 자원 획득 전략Ⅲ

전략	방법	수준
옹호하는 것	옹호의 주요활동	a. 제1수준: 거부한 자원에게 직접 항의하는 것 b. 제2수준: 특수한 지식을 이용하는 것 　예)기관 매뉴얼이나 규칙을 이용하는 것 c. 제3수준: 더 높은 지위의 사람에게로 항의하는 것 d. 제4수준: 불편신고센터로 가서 공식화하는 것 　예) 시민단체 e. 제5수준: 외부 권위에 항의하는 것 　예) 사웁기관에 진정하는 것 f. 제6수준: 법적 행동을 취하는 것

4. 사정과 이슈들

1) 사례 개입 전 영역

(1) 사회인구학적 요인들

성, 나이, 사회경제학적 상태

(2) 개입 전 증상과 기능 수준

약물관련 행동, 신체적 상태, 사회적 관계, 심리적 상태, 직업적 수행

2) 개입영역

개입유형: 입원프로그램, 외래프로그램, 사후지도프로그램, 지역

사회프로그램
- **개입모델** : 질병모델, 도덕의지모델, 인지행동주의모델, 교육모델 등
- **개입구성요소** : 개별, 집단, 가족, 지역사회
- **개입기간** : 장기, 단기
- **개입의 질적인 면** : 치료자의 감정이입 정도, 병원이나 치료시설의 지지
- **개입의 양적인 면** : 치료횟수, 치료시간, 치료기간
- **치료자의 특성** : 전문가, 준전문가(중독분야에서 훈련받은 전문성 여부)
- **관계영역** : 치료자의 지지, 내담자의 자발성
- **치료프로그램 목표** : 개인적인 중독문제, 특수문제, 주위환경 문제(가족)
- **체계관리영역** : 치료자, 치료 스탭, 프로그램 명료화

3) 개입 후 영역

생활스트레스 인자들(가족의 죽음, 이사, 이혼)

환경 및 물리적 자원들(가족자원, 학교환경, 직업환경, 지역사회 지지망)

5. 마약남용과 사정(assessment)

　　마약남용자의 사정을 위해서 각 내담자의 개별적 특성과 문제유형, 욕구 및 장점, 자원 파악 등이 매우 중요하다. 일부 임상가들은 지나치게 진단적 해석에 중점을 두는 나머지 개별화된 접근을 축소하는 경향이 있으나 마약남용자들에 대한 기본전제는 개별화에 기반한 서비스 연결이 되어야 한다.

1) 의뢰 상황들

위기의 정도, 내담자가 오게 된 경위, 의뢰원은 누구인가?, 문제 해결을 위한 본인의 의지(동기) 수준, 이러한 문제들을 해결하기 위해 어떠한 노력들을 하였는가?

2) 마약 사용의 유형

처음 마약을 사용하게 되었을 때 나이와 구체적인 상황, 처음 마약 사용 이후의 마약 사용 경험이나 상황, 최근 5년 동안 사용해온 마약 및 빈도, 마약사용으로 인한 신체적·심리적 금단증상 경험, (본인이 인지하는)마약사용이 자신의 인생에 미친 영향, 마약 사용으로 인한 감정의 변화 유·무, 마약사용으로 인한 학교, 가정에서의 수행도 변화, 마약사용으로 인한 행동 및 대인관계 유형의 변화, 마약과 관련된 사고(폭행, 절도, 말다툼), 자신이 마약 사용의 문제점을 개닫기 시작한 때, 주변 친구들 및 가족들에게 마약 사용의 문제점을 지적받은 경험, 마약 사용을 중단하고자 노력했던 경험의 유·무 및 기간, 마약 사용 중단 후 다시 마약을 사용하게 된 이유 및 상황, 가장 최근 사용한 마약의 종류 및 상황

3) 사회적 사정

동료 집단과의 친밀관계, 사회적 관심사, 가장 친한 친구들, 동료들 사이에 마약사용의 영향, 취미 및 여가 활동, 가족이사 숫자

4) 직업력

긍정적 또는 부정적인 직장 경험들, 직장상사와의 관계, 출근률, 여가활동 참여 유·무, 직장 재직기간

5) 가족력

가족 구성, 현재의 주거 상황, 함께 거주하는 사람들, 부모님 및 형제들과의 관계, 자라난 가정환경의 서술, 가족 내 의사소통의 정도, 가족규칙 및 의식, 가정에서 사랑 및 분노를 표시하는 방법, 가족원들의 마약사용 유·무

6) 위험 요인 지표들

자살시도 및 생각, 가정 폭력, 다른 사람이나 물건을 위협하는 것, 동물을 죽이거나 의도적으로 해를 입히는 것, 아동학대, 성학대, 섭식장애(eating disorder), 이중진단(dual diagnosis), 심각한 의료질환의 유·무가 마약과 관련된 질환인가?, 정신과 입원 경력

7) 가치/영적 특성

가치관, 신념, 문화적 영향, 종교적 믿음들, 가족종교, 개인적 강점과 약점들, 가치에 미친 마약의 영향

8) 성 역사(sexual history)

첫 경험이나 나이, 성 활동에 마약이 관련되거나 영향을 미친 적이 있었는가? 마약사용 없이 성 활동하는 데 있어 편안함의 정도, 성

학대의 경험, 성적 신호도

9) 일상 생활

6. 마약중독자 상담과정에서 고려해야 할 문제들

　　마약으로부터의 회복은 단계적이고 연속적인 보호(care)가 필요한 하나의 과정이다. 마약중독은 복합마약사용이 많고 재발율이 높아 치료나 회복결과가 성인에 비해 낮다. 상담자들이 사례 접근 시 각 내담자의 개별화된 프로그램 연결 및 관리에 일차적인 초점을 두어야 한다. 마약중독 재활 과정에서 사례별로 우선적으로 고려해야 할 점들은 다음과 같다.

1) 이중진단(dual diagnosis)의 문제

　　많은 마약중독자들이 정신과질환이 동반되어 있는 이중진단을 가지고 있다. 정신질환 중 mood disorder나 conduct disorder의 비율이 높은 것으로 나타나고 있다. 이중진단을 가진 마약중독자들(MICH)은 임상현장에서는 40~50%정도 추정한다. 이처럼 마약중독과 정신질환이 동반되어 있는 경우 치료모임 중 정신마약 교육모임, 가족치료모임, 집단정신치료모임 등이 추가되며, 많은 부분을 정신과 의사들이 실시하고 있다. 치료자들은 의뢰자에 대한 이중진단을 명확하게 함으로써 동반하는 심리적 장애들을 다루어주는 것이 중요하다.

2) 복합적인 마약 사용의 문제

여러 가지 마약을 동시에 사용하는(예: 마약한 상태에서 흡연) 복합마약사용의 유형과 빈도, 사용량을 정확하게 알지 못하기 때문에 마약중독의 정도에 대한 정확한 평가가 어렵다. 중독자 스스로도 자신의 마약사용에 대한 정보를 잘 말하지 않고, 마약사용빈도나 사용량에 대해서 잘 알지 못하는 경우가 많다. 따라서 상담자는 정확한 사례분석을 위해 다양한 검사, 체계적인 면접, 전문적이고 임상적인 관찰 등을 통해 마약사용에 대한 정확한 진단을 내리는 것이 중요하다. 이를 위해 치료자와 마약중독자 간에 신뢰관계가 형성되어야 한다.

3) 자살방지의 문제

마약사용에 따른 죄책감과 불안, 이지-사회적 기술의 부족, 사회부적응 등의 문제를 많이 가지고 있으며, 이것은 마약의 사용이 분노, 외로움, 우울, 권태, 공허감 등 부정적인 감정을 다루어주는 기능을 갖는 것과 관련이 있다. 마약중독자들의 자살시도나 비율이 상당히 높고 특히 회복과정 중에 자신의 현실에 대한 극도의 좌절, 혐오감, 수치감 등으로 충동적 시도들이 많다. 따라서 재활프로그램 중 자살 예방 프로그램들이 함께 운영되어야 한다.

4) 가족개입의 문제

공동의존(채-dependency)나 협력자(enabler) 같은 역기능적인 가족체계는 효과적인 재활에 중요한 장애가 된다. 가족들이 무엇을 해야 할지, 어떠한 도움을 주어야 할지, 자신들의 책임 수준이 어디까지인지 매우 혼란스러워 한다. 가족들은 무능력감에 시시달리며, 분노·우울·불안 등을 경험하면서 지역사회가 자신들에게 적대적이라고 느끼고 마약중독에 대한 비난을 두려워 한다. 그 결과 회복과정 중에 나타나는 의존자들의 스트레스를 경감시키거나 문제예방에 소극적이다. 가족은 가장 중요한 재활자원이며 강화되어야할 체계이다.

5) 지역사회 개입의 문제

재발율이 높은 특성을 가진 마약중독자가 지역사회에서 생활할 때 모든 서비스들은 지역사회를 중심으로 하는 것이어야 하며 이들 개개인의 개별적인 욕구수준에 맞게 기획되어야 한다. 지역사회에서는 직업 및 학업관련 서비스, 의료 및 정신보건 서비스, 상담 서비스, 가족 상담 서비스, 마약중독에 대한 지역사회 교육 및 홍보 서비스 등이 필수적으로 제공되어야 한다.

제6장

마약중독자에 대한 개입과 의뢰

제 6 장

마약중독자에 대한 개입과 의뢰

∷   ∷   ∷

1. 직접적서비스 개입기술

1) 관계형성을 위한 기술

마약중독자와 치료자의 관계는 관계형성이 원만해야 한다(Johnson, 1995).
(1) 시작하기
(2) 마약중독자에 대해 알기

중독자와 치료자와의 만남은 경직되기 쉽기에 처음 만났을 때 가벼운 질문으로 시작하는 것이 좋고, 중독자와 만남을 통해 서로 비슷거나 공통되는 관심사에 접근할 수 있다. 치료자가 개인적인 이야기를 지나치게 해서는 안 된다.

(3) 자기정당화

중독자와의 관계성립을 위해 치료자는 중독자에게 존중감과 유일한 상황에 대한 느낌, 생각, 경험, 목표를 정당화해 주어야 한다.

(4) 단서가 될 만한 중요한 특성에 주목

중독자와 관계형성에서 중요한 단서가 되는 중요한 특성에 주목해 질문한다.

(5) 감정이입

치료자가 중독자의 상황을 자기가 경험한 것을 같은 입장에서 동감해 줌으로써 중독자가 편안한 마음을 가지며, 쉽게 관계를 맺을 수 있다.

(6) 권위와 권한

치료자의 권위는 사회적 인정을 통해 전문성을 가지게 되고 동시에 중독자의 심리적인 도움의 요청에서 나오지만 서로 간의 파트너십이 요청된다.

(7) 저항에 대한 통제

치료자는 중독자의 침묵, 빗나간 주제, 무력감 표현, 문제축소, 지각행동 등의 저항은 변화를 방해한다. 저항에 대해 부정적 감정을 대화로 처리하고, 변화를 위해 긍정적 관점과 현실적인 관점을 가지게 한다(양옥경 외, 2000).

2) 상담과 치료

(1) 상담과 치료에 대한 이해

상담과 치료는 중독자에 대한 직접서비스로 중독자 기능을 촉진시키며, 중독에서 벗어나게 하는 것이다. 직접서비스로 생활기술을 가르치고, 정서적 지지와 인지적 지지를 제공하고, 구체적 도움을 주고, 위기개입을 한다.

① 마약중독자의 동기화

중독자를 동기화하기 위해 중독자가 변화를 위한 특정 문제에 정확히 집중하도록 격려하고, 중독자의 능력과 관심 영역에서 '행할 수 있는' 과제를 정의하고, 중독회복을 위해 과제를 연습한다(Rothman & Sager, 1998).

② 중독자의 참여를 촉진하기

강점개입과 효과적인 개입을 위해 중독자 참여가 매우 중요하다. 따라서 치료자는 중독자의 참여를 위해 개인적 기능성과 제한점에 대해 사정해야 하고, 구조화된 기법을 사용할 수 있다. 예를 들어, 모델링, 역할연기 등이 있다.

③ 생존기술교육과 실제적 정보제공

중독자의 생존기술로는 ADL(Activities of Daily Living)이 있으며, 실제적 정보로 개인적 기술, 대인관계 기술, 지역사회 기술, 소비자기술을 습득한다.

3) 지지의 제공

약물중독상담자의 2가지 의무는 사정의 과제를 완성하고, 중독자에게 정서적 지지를 제공하는 것에 있다(Frankel & Gelman, 1998).

4) 마약중독자와의 인터뷰기술

기본적인 인터뷰기술로는 정보수집기술, 기록기술, 질문과 듣기 기술이 있다.

(1) 정보수집

초기인터뷰에서 가장 필요한 것은 적절한 치료와 서비스 제공을 위해 중독문제에 관해 충분한 정보를 수집하는 것이다(Frankel & Gelman, 1998).

(2) 기록

중독자에 대한 정보들을 잘 기록하여 철저히 관리해야 한다.

(3) 질문하기

① 질문기법

인터뷰에서 개방형 질문과 폐쇄형 질문이 있고, 어떤 질문을 해도 무방하다.

② 초점과 좀 더 나아가기

폐쇄형 질문과 진술형 질문에서는 '좀 더 나아가기'의 기술을 사용하고, 개방형 질문에서는 '초점기술'이 필요하다(Frankel & Gelman, 1998).

③ 듣기

Eagan(1998)은 치료자가 중독자의 말을 경청하는 지침을 제시하고 있다(Woodside & McClam, 2003). 중독자를 정면으로 바라보고, 열린 자세를 가지고, 중독자를 통해 배울 수 있는 시간임을 기억하고, 눈 접촉을 지속하라.

2. 마약중독자를 위한 개입

1) 약물사용 청소년을 위한 개입

학교 내 마약·약물사용 개입프로그램에는 일반적으로 1차와 2차 예방에 초점을 맞추고, 치료가 필요한 학생들은 마약·약물상담기관이나 의료기관에 의뢰한다.

(1) 1차 예방(사용 예방)

프로그램명	프로그램 내용	대상
욕구조사 계획 및 실행	• 정기적, 지속적인 관련인구 및 문제 규명 선택 마약·약물, 새로운 약물, 유통경로, 약물사용율, 최초 사용연령, 마약·약물남용에 대한 인식	지역사회 전문가, 주민, 학생
프로그램 계획 및 평가	• 욕구조사에 기초한 프로그램의 계획 • 실행팀 구성 및 평가방법 선정	교직원
직원교육	• 마약·약물의 효과 및 영향 교육	교직원
사회적 능력 증진 프로그램 - 자기주장훈련 - 거절기술훈련 - 문제해결기술	• 마약·약물남용으로 이끄는 매스미디어, 또래, 성인의 영향에 대한 인식 증진 • 마약·약물사용을 거절하기 위한 전략 및 사회적 기술의 제공	일반 학생
또래상담자 양성	• 자원 학생의 상담자 교육과 활동 배치 • 또래상담자의 사례 발견을 위한 지원	일반 학생
약물 교육	• 학년별 약물교육 내용 및 교육방법의 구성과 실행 • 교재 및 교구 제작	일반 학생
CoA 대상의 예방 프로그램	• 알코올중독 자녀의 특성을 고려한 교육 교육 진행속도 및 자료의 차별화, 토론 기회 강조 • 부모의 애정이나 학생의 안전을 위한 노력을 이슈로 한 상황 이해 증진과 지지	알코올 중독 가정의 자녀
부모 관계망 형성	• 마약·약물교육을 지지, 협조하는 학교 지원망	학부모
학부모 지원 프로그램	• 예방을 위한 부모 지원 : 가족관계 및 양육기술 개선, 마약·약물에 대한 지식 습득	학부모

지역사회 조직활동	• 유해환경 정비 : 약물 없는 지역(drug free zone)선정, 학부모 감시단 조직 • 모금활동 : 연구조사 및 서비스 제공을 위한 걷기대회 • 캠페인 : 연극공연, 표어/포스터 제작 공모 • 학부모운영위원회 약물기금후원분과 조직	학부모 지역 주민 학생

2) 2차 예방(초기 개입)

프로그램명	프로그램 내용	대상
학교내 마약·약물 관련 교칙수립	• 마약·약물관련 교칙 및 실행절차의 성문화 • 교직원, 학생, 지역사회에 명시	사용학생 교직원
사례발견	• 마약·약물을 사용하고 있써나, 위험에 처해 있느 고위험군 학생 확인 - 마약·약물교육 수업을 통한 발견 - 학생의 생활기록 및 학업성취기록 검토 - 지역 경찰과 학교 행정직원과의 연계	고위험군 학생
개별상담	• 사정, 스크리닝, 외부 의뢰 준비 - 학생 주변인 및 학생 자신의 상담 요청	고위험군 학생
단기가족상담	• 학생에 대한 정보 수집 • 지식 및 정보제공으로 가족 능력 고취 • 지역사회 기관으로 의뢰	학부모
지지집단 상담 - 교육집단 - 동기화집단 - 사용경험집단	• 가족 중에 남용자·중독자가 있는 학생의 지지 • 통찰 • 마약·약물중단 유지를 위한 지지	고위험군 학생
관련집단상담 - 이혼가족자녀 - 애도 상담 - 사회기술증진 - 청소년기주제 - 입학, 전학생	• 마약·약물사용에 흔히 영향을 미치는 주제들을 다루기 위한 집단 • 애도 상담(grief counseling)은 사고사와 자살로 친구나 가족을 잃은 학생을 대상으로 이루어짐	고위험군 학생
마약·약물남용 전담팀 조직	• 마약·약물남용에 관심을 가진 여러 전문직 직원으로 구성된 자발적인 팀 구성 및 운영	교직원
사례회의 주재	• 사례의논, 행동계획 수립과 타직원에게의 의뢰, 약물 예방/개입프로그램 계획 • 문제에 따른 관련 지역사회기관에 의뢰	교직원

직원 교육	• 마약·약물남용 문제 및 상담 교육	교직원
지역사회 연계 서비스	• 지역사회내의 자원 파악 및 연결 • 지역사회내 마약·약물남용 관련기관 파악 - 기관 서비스의 표적인구, 기관의 치료방법, 학생에의 접근 방식 • 협조 프로그램의 계획 및 실행	지역사회
지역사회조직활동	• 교직원, 학부모, 지역사회 관련기관의 협의체 구성	지역사회
사정도구 개발	• 행동 체크리스트 선정 - 자료수집, 행동계획 수립, 학생의 피드백에 사용, 담 당교사 도움	고위험군 학생 교사

3) 3차 예방(회복 지지)

프로그램명	프로그램 내용	대상
개별상담 부모상담	• 마약·약물남용 사정 • 마약·약물남용/의존에 대한 교육 • 마약·약물남용 치료 프로그램의 선택방법 교육 • 의뢰	남용학생 부모
지지집단	• 회복 프로그램 참여 지지와 강화	남용학생
재발예방프로그램	• 재발을 예방하기 위한 집단 프로그램	회복학생
재등교 지원 프로그램	• 치료나 법적 제제에서 학교 환경으로 돌아오는 것을 원조	남용학생
지역사회 자원 연계	• 의식주 및 의료, 사회적 서비스 연결	남용학생 가족

2) 향정신성 약물중독자에 대한 개입

치료자는 마약중독자를 만나 각각 특정한 증상들 즉, 항정신, 항우울, 항불안, 항조증, 정신운동성 자극제, 진정-최면 등을 감소시켜야 한다. 중독자들이 사용한 약물들은 화학적인 이름, 일반적인 이름, 상표명을 가지고 있다. 특정한 약을 선택할 때 환자의 정신병력과 건강

검진검사, 다른 약물사용, 알코올이나 마약 등의 남용과 사용, 장애 등을 모두 고려해야 한다.

입원하거나 장애 증상을 경험했을 때 효과가 빠른 약부터 시작하거나 매우 많은 분량의 약물을 처방한다. 퇴원하거나 심각한 증상이 완화된 후 의사가 일반적으로 복용량을 점차 줄이고 다른 효과를 보려고 약물을 바꾸기도 한다.

모든 향정신성 약물들은 진정을 포함해서 체중 증가, 눈, 얼굴, 목, 등 근육의 경련, 희미한 시야, 비틀거리는 걸음걸이, 떨림 등의 부작용이 있을 수 있다. 이는 약물과 관련된 것이며 만일 복용량을 줄이면 감소하게 된다. 안면마비(tardive dyskinesia)는 향정신성 약물을 수년간 복용한 환자에게 가장 흔하게 나타나는 후유증이다. 증상은 근육경련, 혀를 차거나, 턱과 혀의 움직임, 정상적인 정서적 반응이 무뎌짐, 건조해지는 입술, 체중증가, 햇볕에 과민반응, 불규칙한 월경주기 등을 포함한다. 또한 고혈압, 녹내장, 간질과 같은 증상 등을 더 악화시킨다. 일반적으로 의사는 바람직한 효과를 가져오는 최소한의 복용량을 처방하고, 문제되는 약물을 끊고, 유사한 효과를 가져오는 2가지 약물을 동시 사용을 피하고, 가능하면 언제든지 한 번에 한 가지 증상만을 치료하면서 부작용을 줄여야 한다. 향정신성 약물을 복용하는 중독자를 원조할 때 다음과 같은 지침들을 명심해야 한다.

① 약물처방은 윤리적, 법적인 이유로 의사의 지시 없이 처방해서는 안 된다.
② 중독자가 의사를 정기적으로 만나 약물의 효과를 점검하고 복용량을 적절하게 조정해야 한다.

③ 중독자와 가족들이 매일 처방약의 복용량을 수정하거나 다른 약물로 바꾸는 위험성을 충분히 확인하고, 복용시 술과 마약의 위험성을 환기시켜 준다.

④ 성인은 향정신성 약물치료를 거부할 수 있는 권리를 가지고 있다.

중독자 치료개입은 중독자가 자신이 중독자라는 사실을 인정하고, 치료받으려는 동기를 가지는 것이 중요하다. 중독자에 대한 개입은 개인적인 개입보다 집단치료, 자기주장훈련, 교육, 중독자모임 등의 집단적인 개입이 효과적이다. 또한 중독자가족들에 대한 개입도 함께 이루어지는 곳이 좋다. 1993년 Bien, Miller, Tonigan의 연구에 의하면, 단기적인 변화동기개입으로 많은 효과가 있었다. 내용 중에서 Feedback, Responsibility, Advise, Menu, Empathy, Self-Efficacy 6가지 공통요소가 있었다.

3. 마약중독자를 연계하기

1) 공식적인 기관에 마약중독자를 연계하기

(1) 연계에서 상담자의 역할

연계는 마약중독자가 가용한 자원을 찾거나 수혜받는 과정이고, 치료기관들, 절차, 프로그램, 정책 등에 관해서 충분한 지식이 있어야 한다. 연계과정에서 상담자는 지역 치료서비스 제공체제에 대한 이해, 중독자가 새로운 상황에 대한 두려움을 극복할 수 있는 심리적 도움, 치료기관의 모니터링과 관찰, 전문적인 서비스제공, 지역사회 자원들과 협력하는 역할을 고려해야 한다.

(2) 연계를 방해하는 요인

연계를 방해하는 요인은 잘못된 의사소통, 자기 기관에만 등록, 너무 많은 사례, 중독자 자신, 치료자가 소속되어 있는 기관일 수 있다.

2) 비공식적인 네트워크에 중독자를 연계하기

(1) 비공식적인 연계

중독자가 이미 관계하는 가족, 친구, 이웃, 기관, 전문가 등 지원망이다.

(2) 연계에서 사례관리자의 역할

비공식적인 연계에서 치료자의 역할은 중독자의 비공식적인 네트워크에 어떤 사람들이 포함되어 있는지, 누가 가장 적절한 도움을 줄 수 있는지, 구성원과의 연계와 도움을 줄 수 있는지에 대한 모니터링이 있어야 한다.

(3) 연계를 방해요인

방해요인은 중독자의 비공식적인 구성원이나 내부의 도움에 대한 거부이다.

3) 지역사회 내 의뢰

치료서비스는 통원치료, 집중적인 치료, 입원치료가 있는데, 치료서비스의 종류, 치료정도, 치료서비스 선택의 범위에 따라 구분된다. 마약퇴치운동본부 지부와 같은 비영리프로그램, 영리프로그램, 지역사회복지관, 중독 상담기관, 중독 연구기관 등을 통해 지역 내 치료자원에 대한 정보를 얻을 수 있다. 이 기관들은 중독자나 가족과 면접을 통해 중독자가 전문가의 사정을 받은 후에 치료프로그램 정보를 제공한다. 미국정보학회에서는 마약중독자를 적절한 치료 수준과 연결시키는 체계로서 6가지 차원의 평가 요소를 다음과 같이 제시했다.

① 금단증상으로 환자의 위험정도

② 의학적인 합병증으로 인한 환자의 위험정도

③ 중독자의 정서적 상태와 행동상태에 대한 위험정도

④ 중독자의 치료에 대한 수용과 거부의 수준

⑤ 중독자의 재발 가능성

⑥ 중독자의 회복을 위한 환경의 상태

상담기관이나 병원을 중심으로 운영되는 마약중독치료프로그램들이 있으나 절대적으로 부족한 현실이고, 고가 의료비로 접근 가능성이 낮다.

제7장

마약중독에
대한 치료

제7장

마약중독에 대한 치료

∷ ∷ ∷

　마약중독치료는 마약별, 환자별, 치료기관별로 개별화되어야 할 필요가 있다. 첫 번째 치료목표는 마약을 하는 행동을 완전히 중단시키는 것이다. 두 번째 치료목표는 마약중독 환자의 신체적·정신적·사회적 안녕이다. 마약을 중단하기 위해서 지지시스템을 만들어 주어야 한다.

　초기에 일단은 금단증상을 해소를 위한 해독 치료가 필요하고, 손상된 신체적 건강 회복을 위해 입원치료가 필요하다. 입원치료는 1~2주 내에 끝나게 되는데, 입원(주로 폐쇄적 환경)의 주요한 이유는 마약 중단 후 초기에 마약에 대한 유혹을 떨쳐버려야 하기 때문이다. 마약중독에 대한 치료에는 마약치료, 정신치료, 사회적 치료, 자조모임 등이 있다(이정균·김용식, 2000).

1. 마약치료

마약중독치료는 행동치료 일종으로 마약남용에 대한 탈조건화를 일으키는 도구로 치료마약이 사용되고, 병태생리 자체 정신마약적 접근이 시도되고 있다.

1) 혐오요법

혐오요법은 마약의존이 마약류의 보상효과를 통한 학습으로 마약 이용 시 혐오조건화를 일으키면 학습이 역전이 된다는 원리이다. 알코올중독치료에서 디설피람(disulfiram)을 복용하고 음주하면 심한 불쾌감을 느끼게 되고, 이것이 반복되면 금주를 하게 된다.

2) 자극대체

충분한 보상을 느낄 만큼 다른 물질을 공급함으로써 불법적인 마마약질 사용을 중단한다는 것이다. 아편계의존에 대한 메사돈(methadone) 유지요법이 대표적이다. 특히 고용량 유지요법이 불법적 마약사용을 줄이는데 효과가 있다.

3) 보상효과 차단

혐오요법의 적용을 위해서 환자 자신의 고도의 동기화가 필요하다. 또한 혐오요법 중에는 마약류 사용이 불가능하기 때문에 중독자는 계속 마약류에 대한 갈망을 가질 수 있다. 보상효과의 차단은 혐오요법보다는 소극적이지만 마약류 사용에 의한 보상효과를 단순히 없앰(중립적 자극으로 만듦)으로써 작용한다. 길항제를 자가 투여를 하면

역치를 올리게 되어 통상적 지극의 보상효과를 차단한다. 아편계 마약 및 알코올에 대한 날트렉손 치료가 이에 속한다.

4) 기타 마약요법

마약중독이 되게 한 다른 정신장애(우울증, 양극성장애, 불안장애 등)를 치료하면, 이런 정신장애로 인해 이차적으로 발생하는 마약중독을 치료할 수 있다.

2. 정신치료

마약남용이나 마약중독의 역동적 측면을 보면 마약사용으로 좌절감이나 열등감을 보충하려는 시도이다. 마마약질이 자신감을 갖게 해주지만 중독자는 사회로부터 낙인찍히고 비난받기 때문에 회복하기 어렵고, 따라서 또다시 마약을 사용하는 악순환이 된다. 정신치료로 중독자에게 자아 자신감을 키워주고, 중독자의 부정(denial)을 없앰으로써 치료에 효과를 줄 수 있다.

3. 기타 사회적치료

사회적치료는 알코올중독치료에서 개발되었고 다른 마약류 치료에도 적용된다. 사회기술훈련을 통해 부족했던 사회기술들을 획득하여 과거 마약사용과 이어지던 상황에서 마약이 아닌 스트레스대처 방법을 개발하도록 도움을 주고, 직업적 활동을 재조직하고, 재발 요인을 줄이는 행동요법적 접근 등의 프로그램이 실행한다. 회복동기화가 잘 된 마약중독자들에게는 매우 효과적이다.

4. 자조모임

중독회복 자조그룹은 A.A.(Alcoholics Anonymous)등이 대표적이고, 마약중독자들의 자조그룹은 NA모임(Narcotic Anonymous)/회복을 위한 마약(마약)자조모임/마약중독회복하기/12단계모임 등이 있다(www.nakorea.org).

NA모임(Narcotic Anonymous)은 마약류 중독에서 회복하기 위한 12단계 프로그램으로 NA모임(마약자조모임)에서 채택한 12단계[4]와 12전통에 근거하고, 단약을 유지하기 위해 서로에게 도움을 주기 위해 정기적으로 모이는 마약류 의존자의 회복을 위한 자조모임이다. 모임 참석에 대한 요구조건은 없으나, "마약사용 중단(단약)에 대한 바람"이 있어야 한다.

NA모임에는 개방모임과 폐쇄모임이 있다. 개방모임은 누구나 참석이 가능하고, 폐쇄모임은 중독자, 마약관련 문제가 있는 사람만 참여가 가능하다. 자조모임프로그램 시간에는 12단계낭독시간, 경험담 공유하기 등으로 진행한다.

---

4) 12단계 치료는 마약중독에서 벗어나는 과정은 한순간이 아니라 차근차근 단계를 밟아 가며 실천해 나아가야지만 온전하게 회복할 수 있다는 이론을 바탕으로 한 치료법이다.

5. 마약중독에 대한 치료

마약류에 중독되었을 때 치료방법들을 알아본다(Leo, A. Whiteford, 2002).

1) 진정제·수면제·항불안제의 중독치료

위 마약중독치료는 대개 보존적이며 호흡 유지가 중요하다. 벤조다이아제핀의 중독증상을 역전시킬 수 있는 길항제인 flumazenil은 의식회복에 도움을 줄 수 있지만, 경련 및 금단증상을 유발시킬 가능성이 있으므로 주의해야 한다.

마약을 고용량을 복용하던 사람은 입원을 해야하고, 금단치료에서는 서서히 감량해나간다. 치료용량에서 일주일에 10~25%씩 감량하고, 2주이상 복용하면 서서히 감량한다. 첫날은 해당 용량을 나누어 복용하고, 사용량을 모르면 진정 될 때까지 2시간 간격으로 20mg의 디아제팜을 복용시켜서 초기 용량으로 삼는다. 보조약제로 Carbamazepine이 하루 400~800mg 필요하며, 진정제·수면제·항불안제 중단 후 2~4주에 걸쳐 끊는다. 치료 이후에 재발가능성이 있는 불안장애 치료가 필요하다. 아편계마약과 병용한 경우에는 진정제·수면제□항불안제를 중단한 후에 아편계마약을 중단한다. 특히 불안으로 마약사용을 시작한 경우, 치료 중에 나타나는 불안이 금단기 불안장애의 재발인지를 판별하고, 이 경우 불안장애에 대한 치료가 필요하다.

2) 암페타민류 및 코카인 중독치료

급성중독치료는 보존적 및 대증적이다. 급성정신증 및 불안과 흥분(agitation)에는 향정신성 마약의 단기적 투여도 고려해볼 수 있다. 금단증상은 마약치료를 할 정도로 심하지 않지만, 불쾌감 및 우울감에 대한 대책이 필요하다.

중독상태에 대해서 마약중독치료의 원칙과 특별한 것은 없다. 다만 마약치료에서 세로토닌을 활성화시키는 1-tryptophan이나 fluoxetine 등이 실험에서 자가 투여를 감소시킨다는 보고가 있다. 특히 마약을 중단한 초기에 우울감을 동반하는 금단증상 해소와 삼환계 항우울제도 시도될 수 있다. 코카인은 마약치료 경험들이 많이 보고되었고, bromocriptine, amantadine, mazindol, SSRI, 향정신병마약, 칼슘채널차단제, carbamazepine 등이 성공을 거두고 있다. 이들은 금단증상 완화, 자극대체, 보상효과 차단 등의 작용을 한다.

코카인중독치료는 항우울제를 복용하여 코카인 열망을 제어한다. 이미프라민과 데시프라민을 사용하여 금단증상 뒤에 갈망을 억제한다. 그리고 코카인 갈망 후에 마약조절을 위해 FLUPENTHIXOL을 복용한다. 코카인중독은 아편중독보다 치료에 더 많은 저항성이 있다.

코카인 금단증상으로 편집증, 우울증, 피로, 갈망, 냉담, 불면, 메스꺼움, 구토, 신체적 흔들림 증상들이 나타난다. 코카인중독자들은 다른 마약 중독자들에 비해 매일 치료받아야 하고, 코카인에 대한 단약은 근본적인 목표이다. 회복의 첫째 단계는 정상상태로 돌아오는 것이다. 몇 시간 내 수면에 대한 갈망, 불안, 흥분, 우울증 등을 경험한다. 다음 단계에서는 마약에 대한 갈망, 기쁨을 느끼는데 제한된 경험과 줄어든 활동력을 느낀다. 여전히 중독위험에 있으므로 모든 마약들을 피하고, 치료프로그램에 계속 참석해야 한다.

암페타민중독자의 회복 첫째 단계가 정상상태로 돌아오는 것이다. 감정적인 우울, 흥정, 걱정, 불안, 수면에 대한 갈망을 경험하고, 금단증상이 몇 주간 지속되며, 쇠퇴적 에너지, 즐거움에 대한 제한된 능력, 자기치료 가능성, 단기간의 소멸 등을 경험한다. 마약사용자는 다른 종류의 마약사용을 중지해야 하고, 사용자는 N.A. 또는 C.A.나 재활 치료프로그램에 꾸준히 참석해야 한다.

3) 아편계 마약중독치료

호흡억제를 동반한 급성중독치료에는 기도확보를 하고, 인공호흡을 우선 실시해야 한다. 길항제인 날트렉손 0.8mg/70kg 정도를 초기에 서서히 정맥주사를 놓고, 호흡수증가와 동공확대를 호전의 징후로 삼는다. 초기용량으로 반응이 없으면 수분 뒤에 반복하고, 최대 4~5mg까지 사용한다.

대부분의 금단증상은 위험한 수준이 아니므로 보존적치료로 충분하다. 교감신경계 항진에는 클로니딘을 사용하고, 금단증상 완화를 위해 일시적으로 메사돈을 사용할 수 있다. 초기에는 10~20mg 경구투여로 시작하며 금단증상이 완화될 때까지 반복 투여하며 대개 40mg이면 충분하다. 안정화된 후에는 10일 내에 중단한다. 그러나 외래치료에서는 주당 10%정도 천천히 감량하면 안전하다. 반대로 날트렉손을 반복적으로 투여하고 디아제팜 또는 클로니딘으로 증상을 완화하는 방식으로 2~3일만에 해독치료를 끝낼 수 있다. 이후에는 날트렉손 유지요법을 하면서 정신사회적 치료를 해야 한다.

4) 대마제 중독치료

대마제는 불법마약이기 때문에 소량의 사용만으로도 법적 문제가 된다. 이런 경우 지속적 사용여부를 선별검사로 확인하고 감독하는 것으로 충분하다. 중독치료는 일차적으로 정신사회적 치료인 재활프로그램, 대체물 찾기, 문제해결 능력배양이 된다. 다른 물질사용 및 정신장애가 있으면 치료해야 한다.

5) 환각제 중독치료

급성중독은 대개 스스로 회복되며 중독 중에도 자신의 경험에 대한 병식이 유지되므로 안심시켜 주는 것만으로 충분하다. Flashback(환각의 재현)[5]에는 향정신성 마약이 일부 도움이 된다.

6) 펜사이클리딘(PCP)류 중독치료

급성중독 시 치료는 대증적ㆍ보존적이다. 상태가 심하지 않으면 주의 깊게 관찰하면서 안심시킨다. 이후 마약남용 및 의존문제에 대한 평가가 필요하다.

7) 마리화나 중독치료

마리화나사용자 치료는 마리화나 사용을 중단하는 것이다. 치료는 그룹치료, 가족치료, 교육, 동료지지, 사회적인 기능, 가족과 공동체 환경이 중요하다.

---

5) LSD는 복용하면 급속하게 흡수되어 나타나는 무시무시하고 흥미로운 부작용 중의 하나로 '환락의 재현'을 말한다.

8) 니코틴중독 및 카페인중독치료

니코틴중독 및 카페인중독은 마약치료를 하면서 행동치료와 마약요법을 병행하는 것이 효과적이다. 니코틴중독 치료법는 니코틴껌(금연용껌) 사용, 코스프레이, 카토프레스(Catopres 크로디닌 혈압강화, 편두통), 해독, 식이요법, 행동프로그램으로 운동 및 여가 활동, 니코틴패취 부착, 상담 등을 실시한다. 대체요법 외에 마약치료로서 항우울제, buspirone 등이 시도되기도 한다. 의사나 상담자가 커피나 담배를 끊으라고 하는 경고가 크게 효과적이다.

제8장

마약중독에 대한 예방 교육

제8장

마약중독에 대한 예방 교육

∷ ∷ ∷

　　마약·약물남용 및 마약·약물중독 예방책과 더불어 다음과 같은 사실들이 있다. 첫째, 마약류의 상당한 시장이 존재하며 언제나 마약이 공급된다. 둘째, 이 세상에 언제나 마약들이 있기 때문에 마약류에서 올바른 삶의 방법을 가르쳐야 한다. 셋째, 마약들의 피해에도 불구하고 사회는 마약류들을 인정해 왔다. 그래서 사람들에게 합법적인 약물과 불법적인 약물의 정체와 마약 물질들로 삶과 건강이 위협받지 않는 방법을 가르칠 필요가 있다(주왕기·주진형 역, 2003).

　　마약중독에 대한 가장 좋은 치료 방법은 예방이다. 주위 환경으로 인해 마약중독에 빠질 위험이 있는 사람들을 미리 선별하고, 마약중독 예방교육을 실시하고, 가족이나 친구일 경우에 특별한 관심을 가져야 한다(박상규 외, 2009).

대부분의 마약중독자가 처음에는 호기심으로 마약 물질을 접하기 때문에 마약 물질에 접근할 수 있는 위해한 환경을 미리 차단하는 것이 중요하다. 그래서 청소년들에게 마약중독에 대한 위험성에 대한 예방교육을 실시해야 한다. 마약중독 예방교육에서는 마약중독의 개념, 마약류 종류, 마약류가 신체와 정신에 미치는 악영향, 마약으로 인한 신체적 또는 정신적 증상, 합병증, 마약 물질을 유혹할 때 거절하기 등을 교육해야 하고(O'Conner et al., 2006), 특히 마약 오남용이나 중독으로 인한 피해를 강조해야 한다.

청소년들의 마약 복용에 대한 위험 요인은 가정의 불안정, 부모와 불화, 학교에 부적응, 일탈행동, 일탈 친구들과 사귐으로 마약 물질에 접근하기 쉽다. 마약중독의 보호 요인은 행복한 가정환경, 긍정적 교육환경, 건전한 친구들과 사귐, 긍정적 삶의 태도와 신념 등이기에 보호 요인들이 많을수록 마약에서 멀어질 수 있다(박소현□김문수 역, 2008). 청소년들로 하여금 마약류 남용 및 중독에서 예방하기 위한 보호 요인들을 더 강하게 하고, 위험 요인들에 있는 청소년들에게는 더 많은 관심을 가지고 마약중독에 대한 예방교육이나 마약·약물남용에 빠질 수 있는 환경으로부터 보호해야 한다. 마약중독 예방교육을 통해 청소년들이 마약에 대한 호기심을 충족시켜주고, 교육부는 관계기관과 협력하여 마약·약물에 노출된 10대 청소년들에게 마약중독 위험성을 철저하게 교육해야 한다.

이제 마약중독예방프로그램으로 또래를 위한 마약예방프로그램, 부모와 가족을 위한 마약예방프로그램, 학교에서 마약예방프로그램, 직장에서 마약예방프로그램, 지역사회 마약예방프로그램 등에 관해 알아본다(주왕기·주진형, 2003).

1. 마약·약물 예방프로그램의 종류

예방프로그램의 목표와 방법들은 교육 대상자, 마약·약물의 종류, 마약·약물 사용 상태에 따라 달라져야 한다. 예방프로그램은 3단계로 분류한다. 1차 예방프로그램은 아직 마약·약물을 사용하지 않았거나 담배나 술을 몇 번 사용한 청소년들을 목표로 한다. 마약·약물이 삶이나 감정, 사회적 관계에 어떤 영향을 주는지 교육한다. 이런 교육은 개인적인 마약·약물 경험이 없는 사람들을 대상으로 하기 때문에 특별한 효과가 없다. 어린이들이 처음 마약·약물들에 대한 정보를 듣게 되어 호기심을 가질 위험성이 있다. 2차 예방프로그램은 이미 마약·약물 사용자들이 더 위험한 마약·약물을 사용하지 않고, 이미 사용하고 있는 마약·약물을 더 위험한 방법으로 사용하지 못하는 데 있다. 마약·약물복용으로 치료가 당장 필요하지 않는 사람들이다. 대부분의 대학생들이 이에 속한다. 3차 예방프로그램은 재발 방지프로그램 또는 후속 프로그램이다. 마약중독자들에게 가장 우선적이지만 일단 중독치료를 받았거나 타인의 도움 없이 마약·약물 사용을 중단했다면, 다른 단계의 프로그램으로 들어가야 한다(주왕기·주진형 역, 2003).

일반적 예방프로그램은 모든 학생이나 지역사회 전체를, 선택적 예방프로그램은 마약 위험에 처해 있는 학생들이나 빈곤 지역 사람들을 대상으로 한다.

2. 또래를 위한 마약·약물 예방프로그램

또래 프로그램은 대부분 학교에서 진행되었고, 그 외에도 YMCA, YWCA, 기타 레크리에이션센터, 집단프로젝트를 통해서도 이루어졌다. 또래 영향 접근법은 또래 청소년들의 의견이 같은 청소년들에게 큰 영향력을 미친다는 가정에 서 출발했다. 청소년들만의 집단 또는 성인 조력자들의 인도하에 청소년들이나 어린이들의 집단모임에서 마약·약물의 위험성이나 그 대안들에 대한 공개적인 토론을 중심으로 한다. 이러한 집단모임에서는 마약·약물사용에 대해 초점을 맞추고, 이미 마약·약물을 사용하는 청소년들의 마약·약물사용 변화와 단약에 도움을 주도록 한다.

3. 부모와 가족을 위한 마약·약물예방프로그램

부모와 자녀들이 함께 하는 마약류 예방프로그램들은 다음 4가지 접근법 중 하나를 사용하거나 이들 중에서 2가지 이상 접근법을 적용한다.

첫째, 정보프로그램은 부모들에게 마약·약물에 관한 기본적인 정보와 마약·약물들의 용도와 작용에 관한 정보를 제공한다. 부모들에게 자녀들이 마약·약물 사용 여부를 알 수 있는 정보를 제공하고, 가장 중요한 정보는 청소년들 사이에서 사용되는 다양한 종류의 마약·약물에 대한 실질적인 내용이다. 기본적인 이론은 부모가 자녀들에게 어려서부터 마약·약물에 대한 올바른 태도와 마약·약물의 문제들을 교육해야 한다.

둘째, 실제적인 훈련프로그램을 통해 마약 거절기술을 교육한다. 자녀들이 마약사용의 위험이 있을 때 자녀들에게 "안 된다"라고 말할지를 이론으로 배운 후에 역할 놀이를 통해 연습한다.

셋째, 부모들은 마약문제 해결, 문제에 대한 그들의 견해, 취해져야 할 조치 등을 토론하기 위해 정기적인 만남을 가진다.

넷째, 가족 간의 교류접근법은 마약·약물에 대하여 관찰, 토론, 직면하는 한 구성원으로서의 가족을 필요로 한다. 이 프로그램은 가족 간의 의사소통을 원활히 하고, 부모를 마약·약물문제에 대한 교사로 임명하기 때문에 그들의 지식과 기술을 더욱 강력하게 만들어 준다.

선택적 예방프로그램은 부모가 마약중독자인 자녀를 대상으로 한다. 이 프로그램에서는 부모와 자녀들이 14주 동안 교육에 참가하여 양육기술, 자녀들의 기술, 가족관계 증진 등을 배우고 연습한다. 이 프로그램의 효과성은 자녀들의 음주, 흡연율, 마약·약물남용과 다른 문제들도 줄여주었다.

이 프로그램은 자녀들이 올바른 가치관과 주체성을 형성하고, 모든 행동에서 책임감을 갖고, 가족들과 행복한 삶을 살게 함으로써 마약중독의 가장 좋은 예방이다. 부모는 자녀들에게 마약류의 위해성을 경고하여 마약류를 멀리하도록 교육해야 한다. 만일 자녀들이 마약중독 환경의 노출위험성이 있는 때는 부모와 자녀가 함께 전문가를 찾아가 상담하고 도움받아야 한다(신태용, 2004).

4. 학교에서 마약·약물예방프로그램
1) 지식-태도-행위 모델

　　미국에서 1960년대 중산층 청소년들의 불법 마약·약물사용이 증가하면서 모든 학교에서 적절한 마약·약물교육에 노력하였다. 주로 전통적인 마약·약물남용퇴치(antidrug) 교육은 현지 경찰들이 학교를 방문해서 불법 약물사용 시 법적책임과 마약을 피하기 위한 마약의 종류들을 소개하는 등 겁주기 전략(scare tatics)으로 강의하였다. 대도시에서는 마약중독교육에서 마약중독자가 자기 경험과 비참한 중독자의 삶, 고통스런 금단증상들에 관해서 학생들에게 강의를 하였다.

　　교사들과 카운슬러들은 중독학 전문가들이 운영하는 프로그램에 참가하여 다양한 마약·약물 종류와 작용에 대한 사실적 정보들을 배워서 마약·약물의 정보들을 학생들에게 전달하였다. 이 시기 마약·약물교육프로그램은 마약·약물에 대한 정보를 학생들에게 제공하면 마약·약물에 대한 지식이 증가하여 마약·약물사용의 태도변화와 마약·약물사용 행위를 감소시킬 것이라는 '가정된 모델'의 마약·약물교육 방법이었다. 1970년에 들어오면서 '가정된 모델'의 마약·약물교육이 학생들에게 효과가 없었다. 그래서 1970년에 이르러 마약오남용으로 인한 전반적인 폐해를 줄이기 위해 학생 스스로 마약사용을 판단할 수 있도록 가르치는 마약예방프로그램을 진행하였다.

2) 정서교육

　　청소년들이 마약·약물을 사용하는 이유는 흥분, 긴장 완화, 힘, 존재의 지배 등 특정한 감정을 일으키기 위해서 또는 다른 사람들에게 영향을 받아서 마약·약물을 사용할 수도 있다. 그래서 청소년들이 마약을 사용하지 않고도 자기감정을 잘 표현하고, 그들이 존중받고 귀중한 존재하는 사실을 알게 해주는 것이 마약사용을 줄이는 방법이다.

청소년들에게 정서교육을 통해 마약·약물의 대안들을 가르치는 것이다. 학생들이 경험 삼아 또는 마약·약물이 제공하는 특정한 의식상태에 도달할 수 있다는 가정 아래. 마약·약물대안 행동들을 통해 자연적인 고조 상태나 변화된 상태에 대해서 배운다. 신체적인 경험에서 긴장 완화를 위한 목적으로 긴장완화훈련을 하고, 감각적인 경험에서 에너지 증가, 흥분, 감각의 극대화를 위한 목적으로 운동경기, 무용, 스카이다이빙, 감각 자각훈련을 하고, 대인관계에서 수용성 증가를 위한 목적으로 사회관습교육을 받고, 영적인 경험에서 영적통찰력 개발을 위한 목적으로 명상을 한다. 그리고 학생들에게 의사소통기술을 가르치고, 성공의 경험을 하게 하고, 정서교육을 하는 것이 마약·약물사용을 하지 않는 방법이다.

3) 그냥 싫다고 말하라(Just Say No)

마약·약물예방교육에서 정서교육접근법이 매우 광범위하고 실험적이라는 결론에 대한 반응으로 다음 단계의 마약·약물예방교육은 학생들에게 주위 친구들의 마약·약물 권유를 깨닫게 하고, 마약·약물을 사용하지 않고 친구들의 압력에서 벗어날 수 있는지에 대해 초점을 맞추었다. 이를 흔히 정신적 예방접종이라고 부른다.

마약·약물사용에 중점을 두는 것과 더불어 '거절기술'과 '압력저항' 등의 전략을 가르친다. 이는 광의의 자기주장과 사회적기술훈련이다. 이런 마약·약물예방접근법은 청소년들 사이에서 흡연 감소에 효과가 있었으므로 이 방법을 다양한 나이와 다양한 마약·약물 예방에 확대 적용하게 되었다. 그리고 누군가가 위해한 마약·약물사용을 권할 때 'Just Say No'라고 말하는 거절하는 기술을 배운다.

4) 마약·약물 없는 학교

1986년 교육성장관인 윌리엄 제이 베넷(William J. Bennett)의 주도하에 정부는 '마약·약물 없는 학교와 지역사회'를 만들기 위해 대형프로그램을 시작했다. 정부는 마약·약물예방 활동을 시행하고 강화하기 위해서 막대한 제정지원과 '마약·약물 없는 학교(Schools without Drugs)'라는 책자를 발행하였고, 학교에서 마약·약물사용이나 알코올사용에 관한 정책 같은 요인들을 강조하였다.

학교에서 학생들의 사물함 검사, 마약·약물 상요 시 정학, 제적 등 교칙들에 대한 제안으로 마약·약물사용의 징계 위주보다는 실제예시와 공공정책을 통해 학교와 지역사회공동체가 마약·약물사용, 흡연, 음주를 적대시한다는 것을 제시하였다. '마약·약물 없는 학교' 운동의 전개로 학생들, 교사들, 교직원들도 학교에서나 여행, 활동 중에 흡연을 금지하였다.

이 접근법의 교육과정에서는 마약·약물과 관련된 법, 학교 교칙, 사회에서 용인되는 가치를 가르치고, 학생들에게 학교에서 마약·약물사용, 음주, 흡연을 금지하였다. 정부로부터 '마약·약물 없는 학교'의 지원금을 받기 위해 마약·약물예방프로그램에서 '불법적인 마약·약물사용은 잘못되고 해롭다"는 내용을 교육하였다.

5) 또래 카운슬러

존경받는 학생지도자를 뽑아 훈련을 시킨 후에 다른 학생들의 마약·약물 문제들에 대해 함께 의논해줄 수 있는 또래 카운슬러를 만들기 위한 정식 프로그램들이 개발되었다. 또래 카운슬러 학생들은 다른 학생들, 교사들, 학교상담가들의 추천을 받아 선택되어 대화기술과 상담기법을 배우고, 마약·약물문제가 있는 학생들을 상담하면서 마약·약물문제가 심각한 학생은 교사에게 인계하는 방법을 훈련받는다.

6) 사회영향모델에 기반을 둔 마약·약물예방프로그램

마약·약물예방 모든 접근법은 흡연행위에 대한 연구를 기반으로 했다. 1976년 에반스(Evans)의 흡연예방 논문은 사회영향모델에 기반을 둔 정신적 예방접종의 사용을 소개했다. 이 연구의 결과로 청소년들의 흡연 숫자를 줄이는데 효과적인 프로그램을 고안하였다. 이 프로그램의 구성요소에 마약·약물예방의 내용으로 즉각적으로 나타나는 신체적인 영향(심장박동수 증가, 호흡곤란)에 대한 정보가 추가되었다. 효과적이라고 알려진 마약·약물 예방의 내용은 다음과 같다.

첫째, 거절기술훈련으로 대화주제를 바꾸거나 핑계를 생각해 내는 등의 거절 기술을 사용함으로써 마약·약물사용을 거절하고, 만일 모든 기술들이 실패한 경우에는 강하게 자기주장을 하도록 가르친다.

둘째, "마약·약물사용을 끊거나 하지 않겠다"고 친구들 앞에서 공개적으로 선언하고 약속을 하는 것이 효과적인 마약·약물예방기술이다.

셋째, 매스컴의 마약·약물광고에 저항하기가 마약·약물예방교육에 효과가 있다. 이 교육은 학생들이 마약·약물광고에 이의를 제기할 수 있고 저항할 수 있도록 만든다.

넷째, 규범교육이 마약·약물사용을 감소시키는데 효과가 있다. 학생들에게 정확한 마약·약물정보를 제공함으로써 마약·약물에 대한 사실적인 사회규범을 알게 되고, '누구나 마약할 수 있다'는 태도도 줄어들게 된다.

다섯째, 10대 지도자활용도 마약·약물사용 감소에 효과가 있다. 중학생들에게 마약·약물교육프로그램을 하면서 자신과 자기 친구 중에 마약하지 않는다는 사실, 마약에 대한 태도, 마약하는 친구들이 자기에게 권유했을 때 대처방법을 알려준다.

맥카시(McCarthy)는 모든 학생들의 인지적·사회적 발달에 따라 마약·약물예방프로그램을 연령층에 따라서 교육해야 한다고 하였다.

7) 마약·약물남용 저항교육

마약·약물남용 저항교육의 프로그램은 5, 6학년 학생들을 대상으로 경찰관에 의해서 진행된다. 신뢰도가 높은 교재와 엄격한 훈련을 받은 경찰관이 마약·약물 교육을 진행하고, 교사들이 참여했다. 이 프로그램 교육에서는 경찰관들이 제복을 입고, 거절기술, 공개적인 약속, 10대 지도자 활용 등의 사회영향모델과 자아존중감 키우기, 마약·약물 대안들 제시, 의사결정법 등의 정서적교육의 내용을 포함시켰다. 17주의 마약·약물교육이 끝나면 수료증을 준다.

이 프로그램은 정부의 재정적인 지원과 정치적인 지지로 전국적으로 빠르게 확산되어 나갔다. 1988년에는 38개 주에서 500개의 프로그램을 통해 150만 명의 학생들이 마약·약물교육을 받았다. 1990

년 초에는 마약·약물남용 저항교육 프로그램이 모든 주에서 시행되었고, 1991년에는 각 주 정부 지원금 중 10%를 마약·약물남용저항교육을 위해 지원할 것을 법령으로 명했고, 1994년까지 빠르게 확장되었다. 그 이유는 마약·약물예방 활동을 수행하려는 지역사회공동체, 관련 기관, 학교, 정부의 공무원들의 필요성 때문이었다. 그런데 1994년 마약·약물남용 저항교육의 효율성에 대한 조사 결과, 장기적으로 마약·약물사용을 감소시키는데는 효과가 없었고, 다른 조사에서는 8가지 프로그램이 전반적으로 마약·약물과 사회적 기술을 습득하는데 효과가 있었으나 마약·약물사용에 미친 영향은 미미했다. 지역사회와 학교에서 본래 5, 6학년 학생들을 대상으로 하였던 마약·약물남용저항교육의 프로그램을 보강하여 중학생들, 고등학생들, 저학년 학생들에도 진행했다.

8) 효과적인 마약·약물예방프로그램

성공적이었던 사회영향모델을 모방해서 만들어졌던 일부 학교의 마약·약물예방프로그램은 마약·약물남용 저항교육과 비슷한 교육내용이다.

ALERT(경계) 프로젝트는 켈리포니아주와 오리건주의 30개 중학교에서 시범운영하였고 마약·약물교과과정은 보건강사나 교육받은 학생지도자에 의해 진행되었다. 교육대상자는 7학년(중학교 1학년)으로 3개월, 12개월, 15개월 뒤에 설문조사를 하였다. 8학년(중학교 2학년) 학생들에게는 3번 추가 강의하였다. 그 결과 흡연과 마리화나 사용이 3/1이나 감소하였다.

마약·약물예방프로그램은 6년 후 흡연, 음주, 마리화나 사용에서 뚜렷한 감소를 보였다. 3년 과정의 이 프로그램은 사회영향모델을 기초로 마약·약물거절기술, 규범교육, 대중매체 영향, 자기관리기술, 사회적기술이 마약·약물교육을 포함하였다.

우리나라 학교에서도 마약류 예방교육을 위해 초등학교부터 각 연령층에 적합한 마약류 예방교육을 실시해야 한다. 초등학교학생에게 마약·약물작용과 마약·약물오남용 위험성, 중학생에게 마약중독 정의와 원인, 마약·약물오남용과 마약중독피해, 고등학생에게 마약개념, 마약류오남용실태, 마약사범 형사처벌과 규정을 교육한다(www.drugfree.or.kr). 그리고 향후 마약예방 교육자료들에 대한 연구와 마약중독상담을 위한 마약예방교육전문가들을 양성해야 한다.

5. 직장에서 마약·약물 예방프로그램

미국에서는 1989년 마약·약물수요를 줄이려는 노력으로 정부는 공공기관들, 민간 회사들과 업체들, 정부로부터 보조금과 하청받는 모든 회사와 단체, 그리고 모든 업체들에게 '마약·약물 없는 일터(Workplace Without Drugs)' 정책을 도입하였다. 노동청은 고용주들이 직장이나 일터에서 마약·약물사용은 용납될 수 없음을 분명히 하고, 회사원들과 노동자들이 마약·약물에 관련된 정책을 위반했을 때 결과를 보고하도록 하였다. 최종적인 목표는 마약·약물사용을 예방하는 것이며, 마약·약물사용자에게 중독병원이나 중독치료기관에서 마약·약물치료를 받게 하려는 것이었다.

6. 지역사회에서 마약·약물 예방프로그램

지역사회 공동체에 마약·약물예방프로그램을 구성하려는 데는 2가지 이유가 있다. 첫째, 학교, 부모, 또래집단, 시민단체, 경찰, 법원, 교회, 신문, 라디오, 텔레비전 등이 협동하여 마약·약물예방프로그램을 실시하는 것이 학교나 법원에서만 진행하는 예방프로그램보다 더욱 효과적이다. 둘째, 마약·약물예방과 교육은 논쟁 소지가 있고 감정적 주제이기 때문이다. 부모들은 학교에서 진행하는 마약·약물예방프로그램에 대한 필요성과 유효성에 의문을 가질 수 있고, 마약·약물예방의 접근은 경계심과 불신은 학교, 학부모집단, 시민단체, 경찰, 법원, 교회를 분리할 수 있다.

마약·약물예방교육의 계획단계부터 모든 집단과 함께 공유한다면, 프로그램은 지역사회공동체의 지지를 받을 수 있다. 학교에서 마약·약물남용저항 교육프로그램은 학교와 경찰과의 협동과 부모들의 참가로 확산되었고, 지역사회공동체가 의무를 분담할 수 있게 만든다. 예를 들면, 학교마약·약물예방프로그램에서 시의회와 현지 기업은 술이 없는 파티를 후원하고, 여가 활동시설을 개발하고, 방송매체는 지역사회공동체 회의 내용과 마약·약물정보를 방송할 수 있다.

그리고 STAR(Students Taught Awareness and Resistance : 학생대상의 자각과 저항프로그램)프로젝트[6]는 미주리주 캔자스시에서 학교를 중심으로 시작한 마약·약물예방모델로 나중에 지역사회로 확장되었다.

---

6) STAR프로젝트는 교사훈련, 학교에서 마약·약물 예방교육을 교과과정에서 실행, 부모들을 위한 마약·약물 예방프로그램, 대중매체 프로그램, 지역사회 기관들의 조직화, 건강정책 수립(공공장소에서 흡연 금지, 마약·약물 없는 일터만들기, 알코올이나 담배구입 시 신분증제시, 시민감시단 구성) 등을 포함한다.

참고문헌

참고문헌

1. 국내문헌

김병오(2003) 「중독을 치유하는 영성. 서울: 이레서원.
김성이(2002) 「약물중독총론」 서울: 양서원.
김지연(2005) "공동의존 이해하기". 가톨릭알코올사목센터(편)
「알코올의존 공동의존」 서울: 가톨릭알코올사목센터.
    (2007) "알코올의존 가족의 문제와 대응".
가톨릭알코올사목센터(편)「약물의존자 가족」
서울: 가톨릭알코올사목센터.
박상규·강성군·김교헌·서경헌·신성만·이형초·전영민(2009)
「중독의 이해와 상담실제」 서울: 학지사.
신태용(2004) 「약물오남용」 서울: 신일상사.
이정균·김용식(2000) 「정신의학」 서울: 일조각.
이종섭(2009) "가족치료". 한국중독정신의학회(편),「중독정신의학」
서울: 엠엘커뮤니케이션.
허 근(2003) 「나는 알코올중독자」 서울: 가톨릭출판사.
    (2005) "알코올의존의 원인".
가톨릭알코올사목센터(편)「알코올의존과 공동의존」
서울: 가톨릭알코올사목센터.
    (2008) 「약물중독과 영성」 익산: 원광디지털대학교
    (2009) 「약물남용과 사례관리」 익산: 원광디지털대학교.

2. 번역문헌

손진욱 역(2005)「의료에서의 신앙 및 영성」 Dana E. King. Faith,
Spirituality, and Medicine. 서울: 하나의학사.
장승옥·최현숙·김용석·정슬기 역(2010) 「물질남용의 예방과 치료:
사회복지사, 상담가, 치료사, 상담교사를 위한
지식」 Gary, L. Fisher., & Thomas, C. Harrison.

Substance abuse: Information for School Counselors, Social Workers, Therapists, and Counselors. 서울: 한국음주문화연구센터.

정동섭·최민희 역(1992)「아직도 아물지 않는 상처」Charles Sell. Unfinished Business: Helping Adult Children Resolve Their Past. 서울: 도서출판 두란노.

정성준 역(2002)「하나님께 바로서기: 역기능가정에서 나타나는 사람의존성으로부터의 회복」Bruce Litchfield and Nellie Litchfield. 서울: 도서출판 예수전도단.

주왕기·주진형역(2003)「약물과 사회 그리고 인간행동」Oakley Ray., Charles Ksir. Drug, Society and Human Behavior. 서울:라이프사이언스.

AA연합단체 한국지부 역(1999)「Alcoholics Anonymous 익명의 알코올중독자들」Alcoholics Anonymous Word Services. Alcoholics Anonymous. 서울: AA연합단체 한국지부.

3. 외국문헌

Bennett, L. A., Wolin, S. J., & Reiss, D. (1988) "Deliverate family process: A strategy for protecting children of alcoholics." British Journal of Addiction. 83.

Bradshow, J. (1989) "Compulsivity: The black plague of our day." Lears Magazine. 42.

Coleman, E. (1982) "Family intimacy and chemical abuse: The connection". Journal of Psychoactive Drugs. 14.

James E. Royce.(1989) Alcohol Problem and Alcoholism. New York: The Free Press.

Kilpatrick, D. G., Acierno. R., Saunders. B., Resnick. H. S.,

Best. C. L., & Schnurr. P. P. (2000) "Risk Factors for Adolescent Substance Abuse and Dependence: Data From a National Sample". Journal of Consulting and Clinical Psychology. Vol. 68(1)

Leo,A. Whiteford,(2002) Introduction to Chemical Dependency. Tacoma: Indian College.

O'Connor, M. J., Frankel, F., Paley, B., Schonfeld, A, M., Carpenter, E., Laugeson, E. A., & Marquart, R.(2006) A controlled social skills training for children with fetal alcohol spectrum disorders. Journal of Consulting and Clinical Psychology, 74,

4. 기타

http//www.drugfree.or.kr(2023.01.10.) 청소년 마약오남용 예방

http://www.pharmnews.com(2022.10.19.) 2022년 국감에서 마약류관리시스템

http://www.nakorea.org(2023.01.02.) 약물중독자들의 자조그룹.

http://www.kcg.go.kr(2023.01.07.) 2022년 해양 마약류사범 특별 단속현황

https//www.kostat.go.kr(2023.01.12.) 통계청 사망통계자료

https//www.mois.go.kr(2023.05.07.) 마약류 관리에 대한 법률시행령

http://www.spo.go.kr(2023.01.08.) 마약류 사범 검거 현황

http//www.yna.co.kr(2021.07.07.) 마약 투약 후 운전으로 사망사고

아시아경제신문(2022.10.10.) 10대 마약사범 현황

한계레(2023.04.10.) 마약음료 제조·시음·협박

동아일보(2023.04.12.) 배우 Y씨가 마약류 4종을 투약한 혐의로 조사

부록

부록 1

마약류 관리에 대한 법률

현재 마약류를 규제하는 우리나라 법률로는 마약류관리에 관한 법률(이전 마약법, 대마관리법, 향정신성의약품관리법을 하나로 통합한 법률), 마약류 불법거래 방지에 관한 특례법, 특정범죄 가중처벌 등의 법률, 형법 등이 있습니다(https//mois.go.kr)

제58조(벌칙)

① 다음 각호 어느 하나에 해당하면 무기 또는 5년이상 징역에 처한다.
  1. 마약을 수출입·제조·매매하거나 매매를 알선한 자 또는 그러할 목적으로 소지·소유한 자
  2. 마약 또는 향정신성의약품을 제조할 목적으로 그 원료가 되는 물질을 제조·수출입하거나 그러할 목적으로 소지·소유한 자
  3. 향정신성의약품 또는 그 물질을 함유하는 향정신성의약품을 제조·수출입·매매·매매의 알선 또는 수수하거나 그러할 목적으로 소지·소유한 자
  4. 향정신성의약품의 원료가 되는 식물 또는 버섯류에서 그 성분을 추출한 자 또는 그 식물 또는 버섯류를 수출입하거나 수출입할 목적으로 소지·소유한 자
  5. 대마를 수입하거나 수출한 자 또는 그러할 목적으로 대마를 소지·소유한 자
  6. 향정신성의약품 또는 그 물질을 함유하는 향정신성의약품을 제조 또는 수출입하거나 그럴 목적으로 소지·소유한 자
  7. 미성년자에게 마약을 수수·조제·투약·제공한 자 또는 향정신성의약품이나 임시마약류를 매매·수수·조제·투약·제공한 자
  8. 1군 임시마약류에 대하여 위반한 자

② 영리를 목적으로 하거나 상습적으로 한 자는 사형 · 무기 또는 10년이상 징역에 처한다.

③ 마약 범죄의 미수범은 처벌한다.
④ 제1항(제7호는 제외한다) 및 제2항에 규정된 죄를 범할 목적으로 예비(豫備) 또는 음모한 자는 10년 이하의 징역에 처한다.

제59조(벌칙)

① 다음 각호의 어느 하나에 해당하면 1년이상 유기징역에 처한다.
  1. 수출입·매매 또는 제조할 목적으로 마약의 원료가 되는 식물을 재배하거나 그 성분을 함유하는 원료·종자·종묘를 소지·소유한 자
  2. 마약의 성분을 함유하는 원료·종자·종묘를 관리·수수하거나 그 성분을 추출하는 행위를 한 자
  3. 헤로인이나 그 염류 또는 이를 함유하는 것을 소지·소유·관리·수수·운반·사용 또는 투약하거나 투약하기 위하여 제공하는 행위를 한 자
  4. 마약 또는 향정신성의약품을 제조할 목적으로 그 원료가 되는 물질을 매매하거나 매매를 알선하거나 수수한 자 또는 그러할 목적으로 소지·소유 또는 사용한 자
  5. 향정신성의약품 또는 그 물질을 함유하는 향정신성의약품을 소지·소유·사용·관리한 자
  6. 향정신성의약품의 원료가 되는 식물 또는 버섯류를 매매하거나 매매를 알선하거나 수수한 자 또는 그러할 목적으로 소지·소유한 자
  7. 대마를 제조하거나 매매·매매알선하고 그럴 목적으로 대마를 소지·소유한 자
  8. 미성년자에게 대마를 수수·제공하거나 대마 또는 대마초 종자의 껍질을 흡연 또는 섭취하게 한 자
  9. 마약을 소지·소유·관리 또는 수수하거나 위반하여 한외마약을 제조한 자
  10. 향정신성의약품 또는 그 물질을 함유하는 향정신성의약품을 제

　　　　조 또는 수출입하거나 그럴 목적으로 소지·소유한 자
　　11. 대마의 수출·매매 또는 제조할 목적으로 대마초를 재배한 자
　　12. 마약류(대마는 제외한다)를 취급한 자
　　13. 1군 임시마약류에 대하여 위반한 자
　　14. 향정신성의약품을 수출입 또는 제조하거나 의약품을 제조한 자
② 상습적으로 제1항의 죄를 범한 자는 3년 이상의 유기징역에 처한다.
③ 제1항(제5호 및 제13호는 제외한다) 및 제2항에 규정된 죄의 미수범은 처벌한다.
④ 제1항제7호 죄를 범할 목적으로 예비 또는 음모한 자는 10년이하 징역에 처한다.

제60조(벌칙)

① 다음 각호의 어느 하나에 해당하는 자는 10년이하 징역 또는 1억원이하 벌금에 처한다.
　1. 향정신성의약품을 사용하거나 마약 또는 향정신성의약품과 관련된 금지된 행위를 하기 위한 장소·시설·장비·자금 또는 운반 수단을 타인에게 제공한 자
　2. 향정신성의약품 또는 그 물질을 함유하는 향정신성의약품을 매매, 매매의 알선, 수수, 소지, 소유, 사용, 관리, 조제, 투약, 제공한 자 또는 향정신성의약품을 기재한 처방전을 발급한 자
　3. 향정신성의약품 또는 그 물질을 함유하는 향정신성의약품을 제조 또는 수출입하거나 그럴 목적으로 소지 · 소유한 자
　4. 위반하여 마약을 취급하거나 그 처방전을 발급한 자
② 상습적으로 죄를 범한 자는 그 죄에 대해 정하는 형의 2분의 1까지 가중한다.

제61조(벌칙)

① 다음 각호에 해당하는 자는 5년이하 징역 또는 5천만원이하 벌금에 처한다.
  1. 향정신성의약품 또는 대마를 사용하거나 향정신성의약품 및 대마와 관련된 금지된 행위를 하기 위한 장소·시설·장비·자금, 운반 수단을 타인에게 제공한 자
  2. 마약원료가 되는 식물을 재배, 마약성분을 함유하는 원료·종자·종묘를 소지·소유한 자
  3. 향정신성의약품의 원료가 되는 식물 또는 버섯류를 흡연·섭취하거나 그럴 목적으로 소지·소유한 자, 다른 사람에게 흡연·섭취하게 할 목적으로 소지·소유한 자
  4. 다음 각 목의 하나에 해당하는 행위를 한 자
    가. 대마 또는 대마초 종자의 껍질을 흡연하거나 섭취한 자
    나. 대마, 대마초 종자 또는 대마초 종자의 껍질을 소지하고 있는 자
    다. 대마초 종자나 대마초 종자의 껍질을 매매하거나 매매를 알선한 자
  5. 향정신성의약품 또는 그 물질을 함유하는 향정신성의약품을 매매, 매매의 알선, 수수, 소지, 소유, 사용, 관리, 조제, 투약, 제공한 자 또는 향정신성의약품을 기재한 처방전을 발급한 자
  6. 대마를 재배·소지·소유·수수·운반·보관하거나 이를 사용한 자
  7. 제향정신성의약품, 대마 또는 임시마약류를 취급한 자
  8. 임시마약류에 대한 규정을 위반한 자
  9. 마약원료물질을 수출입하거나 제조한 자
  10. 향정신성의약품을 취급하거나 그 처방전을 발급한 자
  11. 마약 또는 향정신성의약품을 전자거래를 통하여 판매한 자
② 상습적으로 죄를 범한 자는 그 죄에 대해 정하는 형의 2분의 1까지 가중한다.
③ 규정된 죄의 미수범은 처벌한다.

제62조(벌칙)

① 다음 각 호에 해당하는 자는 3년이하 징역 또는 3천만원이하 벌금에 처한다.

   1. 마약의 취급에 관한 허가증 또는 지정서를 타인에게 빌려주거나 양도한 자 또는 법을 위반하여 마약을 취급한 자

   2. 위반행위의 상대방이 되어 마약을 취급한 자

   3. 법을 위반하여 금지되는 행위에 관한 정보를 타인에게 널리 알리거나 제시한 자

② 상습적으로 법을 범한 자는 그 죄에 대하여 정하는 형의 2분의 1까지 가중한다.

③ 규정된 죄의 미수범은 처벌한다.

부록 2

〈약물남용 상담기관〉

- 가톨릭알코올사목센터
  전화 : 02-364-1811~2
  주소 : 서울 중구 중림동 149-2 가톨릭출판사 신관 5F

- 서울보호관찰소 약물상담치유센터
  전화 : 02-2216-4852, 4854
  주소 : 서울 동대문구 휘경2동 43-1

- 한국마약퇴치운동본부 중독재활센터
  전화 : 02-2679-0346~7
  주소 : 서울 영등포구 당산로 48-10

〈약물남용 치료병원〉

- 국립서울병원(舊 국립서울정신병원)
  전화 : 02-2204-0114
  주소 : 서울 광진구 능동로 51번지

- 국립나주정신병원
  전화 : 061-330-4114
  주소 : 전라남도 나주군 산포면 산제리 500번지

- 천주의 성요한의원
  전화 : 062-510-3114
  주소 : 광주광역시 북구 유동 115-1

- 공주치료감호소
  전화 : 041-840-5400
  주소 : 충청남도 공주시 반포면 반포초교길 253

부록 3

〈NA모임 (Narcotic Anonymous, www.nakorea.org)〉

NA모임은 마약류 중독에서 회복하기 위한 12단계 프로그램입니다. 이 프로그램은 NA모임(약물 자조모임)에서 채택한 12단계와 12전통에 근거로 하고, 단약을 유지하기 위해 서로에게 도움을 주기 위해 정기적으로 모이는 마약류 의존자의 회복을 위한 자조모임입니다. 모임 참석에 대한 요구조건은 없으나, "약물 사용 중단(단약)에 대한 바람"이 있어야 합니다.

〈NA모임의 종류〉
- 개방모임: 누구나 참석 가능
- 폐쇄모임: 중독자, 약물 관련 문제를 가진 사람으로만 참여 가능
- 모임 프로그램: 낭독시간, 경험담 공유하기 등

부록 4

〈NA 12단계〉

1. 우리는 약물에 무력했으며, 스스로 생활을 처리할 수 없게 되었다는 것을 깨닫고 시인했다.
2. 우리보다 "위대하신 힘"이 우리를 건전한 본정신으로 돌아오게 해주실 수 있다는 것을 믿게 되었다.
3. 우리는 우리가 하느님을 이해하게 된 대로, 하느님의 보살피심에 우리의 의지와 생명을 완전히 맡기기로 결정했다.
4. 철저하고 두려움 없이 우리의 도덕적 생활을 검토했다.
5. 솔직하고 정확하게 우리가 잘못했던 점을 하느님과 나 자신에게 또 어느 한 사람에게 시인했다.
6. 하느님께서 우리의 성격상 약점을 모두 제거해 주시도록 우리는 준비를 완전히 했다.
7. 겸손한 마음으로 하느님께서 우리의 약점을 없애 주시기를 간청했다.
8. 우리가 해를 끼친 모든 사람의 명단을 만들어서 그들에게 기꺼이 보상할 용의를 갖게 되었다.
9. 어느 누구에게도 해가 되지 않는 한, 할 수 있는 데까지 어디서나 그들에게 직접 보상했다.
10. 계속해서 자신을 반성하여 잘못이 있을 때마다 즉시 시인했다.
11. 기도와 명상을 통해서 우리는 하느님과 의식적인 접촉을 증진하려고 노력했다. 그리고 우리를 위한 그분의 뜻만 알도록 해주시며, 그것을 이행할 수 있는 힘을 주시도록 간청했다.
12. 이러한 단계로써 생활해 본 결과, 우리는 영적으로 각성 되었고, 약물중독자들 에게 이 메시지를 전달하려고 노력했으며, 우리 생활의 모든 면에서도 이러한 원칙을 실천하려고 했다.

마약의 끝은 죽음이다

교회인가 | 2023년 6월 9일(서울대교구)
초판 1쇄 | 2023년 6월 15일

지 은 이 | 김지연, 한창우, 이철구, 허 근, 박 철
펴 낸 이 | 전갑수
펴 낸 곳 | 기쁜소식
등 록 일 | 1989년 12월 8일
등록번호 | 제1-983호
02880 서울 성북구 성북로5길 44(성북동1가)
☎ 02·762·1194~5 FAX 02·741·7673
E-mail : goodnews1989@hanmail.net

표지 디자인 | 김채림

가격 10,000원

ⓒ 김지연, 한창우, 이철구, 허 근, 박 철, 2023

ISBN 978-89-6661-285-7 03230

이 책은 저작권법에 의해 한국 내에서 독점적인 권리를 갖는
저작물이므로 무단전재와 무단복제를 금합니다.